ことばは壊れない

失語症の言語学

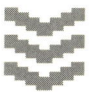

開拓社
言語・文化選書
4

ことばは壊れない

失語症の言語学

久保田正人 著

開拓社

まえがき

　「ことばは壊れない」という本書の書名は,「ことばは壊れる」という主張を否定している。いわゆる脳卒中などによる後遺症でことばがうまく使えない状態が出現する場合がある。これを失語症と総称している。あるいは,日常の言葉を用いて,「ことばが壊れた」とか「ことばを失った」などと表現する向きもある。しかし,この後遺症の真の姿は,かかる表現から受け取られるような状態ではない,ということを本書は述べようとするものである。

　否定の根拠は単純である。失語症の言語データを言語学的に精密に分析すると,患者のことばが壊れているという結論には至らないからである。それどころか,障害を起こした脳がみごとなまでにことばを操っている姿が浮かび上がってくる。これを「みごと」と評価するには,観察者の側に,発想の転換と,ことばに関する理論的な知識が,少しだけ,必要である。

　失語症の研究は,いくつかの学問分野にまたがる。そのような学際的な分野の研究と実践は,おもしろいが,中途半端にもなりやすい。関係するすべての分野の専門的な知識を持っているのが理想だが,なかなかそうもいかない。失語症を対象とした著作は国内外に数多くある。しかし,それらを読んで,わたくしはいつも少なからぬフラストレーションを感じていた。そのフラストレーションを引き起こしていたのは,言語分析の甘さであった。「助詞が欠落している」「活用不能である」「錯語がある」…。お

かしなところを指摘するだけなら，いくらでも，簡単に，だれにでも，できる。わたくしが知りたいのは，なぜ，そのような欠落や誤りが起こるのか，ということであった。その真の原因を突き止めなければ，適切なリハビリテーションにもつながらないはずではないか。それには，問題となる現象の深く精密な言語分析が必要であるのに，それがないように思えたのである。関係分野の学会発表を聞いてみても，わたくしのフラストレーションは，収まるどころか，ますます大きくなっていった。

　本書は，めざすべき目標を「失語症の言語分析」に絞り，そこに到達するのに必要な言語学の知識と知見を体系的に叙述したものである。第1章では，本書全体を通底する問題意識を述べた。第2章では，言語の習得に関する基本的な事実を述べた。第3章では，言語の習得を生物界全体の中に位置づける形で展望した。第4章では，「言語」と「文法」のちがいを述べた。第5章では，日本語話者の失語症状を分析するのに必須と思われる「情報構造」について述べた。第6章では，文字と音声の関係について述べた。第7章では，これまでの章の知識と知見を総動員して，失語症状にたいして精緻な言語分析を加えた。第8章では，言語学のエッセンスをコンパクトにまとめた。言語学の概要をすぐに知りたいという読者はこの章から読むとよいだろう。

　いずれの章の叙述も，平明で論理的であることを心がけた。平明であることは，内容の低さを表すものでは，けっして，ない。本質的なことをいかにわかりやすく叙述するか，わたくし自身の挑戦でもあった。挑戦といえば，本書の主張自体が挑戦である。何にたいする挑戦かというと，「言語障害」とか「失語症」とか「失文法」などという用語を漫然と使うことによって生み出され

る固定観念にたいする挑戦である．本書の言語分析は，言語そのものは壊れることもないし，失われることもないという結論を導き出したのである．この結論が妥当であるかどうか，読者諸賢のご判断を仰ぎたいと思う．

　本書の文章は，失語症の研究者や言語聴覚士を念頭において書きためたものの中から数編を選んだものである．本書に収めるにあたって，表記を統一するなどのほか，内容についても改訂を加えた．ただ，個々の文章の構成のため，内容に一部重複するところがある．しかし，いずれも失語症の言語分析で重要な役割を果たすことになる概念を論じた箇所であり，そのまま残すことにした．

　本書が出来上がるまでにさまざまな方の暖かい援助を受けた．同僚の高橋信良氏からは学内の紀要に書いた論文を広く世に問うように強く勧められた．千葉大学大学院医学研究院の石井拓磨氏からは人間の体について，とりわけ二足歩行について教えを受けた．橿原市昆虫館の中谷康弘氏からはハチドリの生態について教えを受けた．笹沼澄子・国際医療福祉大学名誉教授と故神尾昭雄・獨協大学教授には失語症研究の世界に誘っていただいた．お二人のお誘いがなければ，失語症について正面切って考えることはなかったと思われる．安井稔先生からは，書名についてお知恵を借りた．開拓社の川田賢氏からはていねいな編集を施していただいた．これらの方々のお力添えに謝意を表する．

2007 年 9 月 10 日

　　　　　　　　　　　　　　　　　　　　　　　　久保田　正人

目　　次

まえがき　*v*

第1章　はじめに ………………………………… *1*
1　言語を見る視点　*2*
2　「言語」という言葉の意味をめぐって　*3*
3　言語の解明に言語を使う——目標と手段が同じであることの特殊性　*5*

第2章　言語に関する五つの事実 ………………………………… *9*
1　言語の習得は種に特有で一様である　*10*
2　言語の習得に学習は不要である　*11*
3　言語の習得は一定の時期までにほぼ完成する　*12*
4　言語の習得は質・量ともに限られた資料にもとづいて実現される　*14*
5　言語の習得には個体差がない　*15*

第3章　言語知識の構造 ………………………………… *19*
1　生物界を見渡す　*20*
2　言語をおぼえるための専用の能力の存在　*22*
3　自動解発型の能力と刺激解発型の能力　*23*
4　言語知識は二重構造をなしている　*28*

第4章　言語と文法 ………………………………… *35*
1　言語を定義する　*36*
2　生成装置としての文法　*41*
3　言語と文法の関係　*44*
4　文法は瞬間的に完成する　*45*
5　言語の座る椅子は脳の中に一つしかない　*49*

6　早期英語教育の危うさ　*50*

第5章　言語の情報構造 …………………………………… *57*
　1　古い情報と新しい情報　*58*
　2　三種類の古い情報　*60*
　　（i）既述情報／（ii）前提的事実／（iii）随伴的情報
　3　新しい情報　*68*
　4　失語症と情報構造　*75*
　5　「はい」と「いいえ」　*77*
　6　否　定　*80*

第6章　文字と音声 ………………………………………… *87*
　1　言語にとって音声が本来の姿か　*88*
　2　文字と音声のズレ　*90*
　3　過去の言語変化は現在も活動している　*99*
　4　日本語は子音で終わる言語である　*100*
　5　脳は歴史かなづかいと現代かなづかいを区別しない　*105*

第7章　言語と脳──新しい失語症論 ……………………… *109*
　1　失語症とは　*110*
　2　失語症に関する基本的事実の再確認　*113*
　3　「失文法」の発見　*114*
　4　症例を分析する　*121*
　5　主要部の脱落　*126*
　6　主要部と旧情報──何が壊れて，何が壊れていないか　*142*
　7　「正しくまちがえる」ということ　*153*
　8　正常な異常　*154*
　9　「退行の仮説」再考　*155*

第8章　基礎の言語学 ……………………………………… *159*
　1　言語学の基礎　*160*
　　（i）語彙・形態論／（ii）統語論／（iii）意味論／（iv）音韻論
　2　日本語学　*168*

(i) 語の構造と語彙体系／(ii) 統語的特徴／(iii) 音韻上の特徴／(iv) 文字に関する特徴
3 心理言語学　*175*
(i) 心理言語学とは／(ii) 言語の機能と分化／(iii) 言語と思考／(iv) 言語獲得理論と言語教育／(v) 読み書き能力と認識／(vi) 音声の知覚と認知／(vii) 文章の理解，談話／(viii) 言語障害へのアプローチ

参考文献 ……………………………………………… *191*
索　引 ………………………………………………… *195*
初出一覧 ……………………………………………… *199*

第 1 章

はじめに

1　言語を見る視点

　言語をヒトという生物との関係で考えてみたい。
　「ヒトという生物との関係で」というのは，「ヒトという生物の属性の一つとして」というつもりである。言語はヒトを離れてはありえないから，その意味での生物学的な視点を持つのは自然なことである。
　このような視点から言語を考えようとするとき，すぐに予想されるのが，「人間にとって言語とは何か」といった問いであろうか。あるいはもっと単刀直入に，「言語とは何か」という問いも予想される。しかしながら，この種の問いに答えることは，一般の知識人が考えているよりはるかにむずかしい。そんなことはないでしょう，いまこうやって言語を使っているではありませんか，日常生活で使っているものについて答えることがむずかしいということはないでしょう，と首をかしげる向きもあるかもしれない。たしかに，これは，言語の具体的な姿の一面ではある。が，正確にいえば，言語の断片であって，言語の本体ではない。さらにいえば，言語の断片を音声なり文字という媒体をとおして表現しているのであって，本体にたいして，いわば，断片的な投影にすぎない。断片はいくら集めても，依然として断片であって，総体としての本体にはならない。総体としての本体であるためには，「組織」つまり「仕組み」が必要である。
　そういうふうに考えてゆくと，言語というのは，一見，具体的で明確なものであるように感じられるけれども，それは錯覚であって，本当のところは多くの人々が想像する以上に抽象的な存在であるということになる。したがって，「言語とは何か」「人間

にとって言語とは何か」というような問いに答えることは，そうやさしいことではないということになる。

2 「言語」という言葉の意味をめぐって

それどころか，「言語とは何か」「人間にとって言語とは何か」という問いを発すること自体が，それほどやさしいことではない。なぜかというと，一般に「言語」という言葉が用いられる場合，論者によって意図された内容が異なる場合が多く，たとえば言語そのものを意図している場合もあれば，言語の機能とか役割，さらには言語の使い方まで含めて「言語」と言っている場合もあるからである。

二，三，具体的な例を挙げてみよう。たとえば「言語はコミュニケーションの道具である」といわれることがある。後述するように，実際は言語にはコミュニケーションの道具として最適であるとはいえない側面があるのだが，言語について驚くほど素朴に考えている論者の文章にはこういう言い方が散見される。この場合，「コミュニケーション」というのは，話し手と聞き手が互いに意志を伝達し合う行為，およびその行為によって達成された相互理解の状態を指すものとしよう。そうだとすると，そういう行為なり状態を実現させる道具が言語であるというとき，「言語」という言葉は，言語そのものを指して用いられているのではなく，言語の役割とか言語の存在理由といった内容を意図して用いられていることになる。

これは，「犬はかわいいペットです」という言い方と同じレベルの言説であるにすぎない。話し手にとっての犬の存在理由には

なっても，犬という生物についてなにか本質的なことを言っているわけではないからである。もちろん，「犬はペットだ」というような発言をする場合，べつに犬の定義を意図しているわけではないことは，だれにでもわかる。問題は，「言語はコミュニケーションの道具である」という言説が，じつは，「犬はペットだ」と同じレベルのものであることに，気づかれていないところにある。「言語」という言葉を「言語の役割」「言語の存在理由」という意味で用いている典型的な例である。

　また別の例としては，たとえば「言語障害」という用語も挙げられる。この用語を文字どおり解釈すれば，言語の障害，つまり言語そのものの障害ということになるが，広く言語障害といわれている症状は，証拠が示すかぎりで言うならば，言語そのものの障害でなく，その運用面の障害である。たとえて言えば，本体の一部が故障して自動車がまっすぐ走らない場合（自動車そのものの不都合）と，本体にはなんら故障はないが運転者の側に操縦が適切に行えないなんらかの理由があって，そのために自動車がまっすぐ走らない場合（自動車の運用面の不都合）である。「言語障害」は後者の類に属する。見た目には区別がつきにくいが，内実はまったく異なる事態である。

　言語のことになると過敏に反応する人が少なくない。およそ表面にあらわれる現象は，背後の仕組みのほんの一部分の投影でしかない。このことは，ちょっと身のまわりのことを考えてみても容易にわかるはずである。そうであるにもかかわらず，言語のこととなると，表面にあらわれた現象が，内部の状態を，すべてありのままに反映している，という強い思い込みがあるようだ。

　いま，足になんらかの不都合があって健常者のようには歩けな

い人がいるとしよう。その場合，だれもその人が直立二足歩行の能力そのものに障害があるなどとは考えないであろう。むしろ，直立二足歩行の能力を具体的なレベルで実現させる末端組織（筋とか骨とか神経とか）に，なにか不都合があると考えるだろう。

言語以外のことではこのように理性的に考えられるのに，こと言語のこととなると，なぜか特別視する風潮があるのは不可解である。「言語障害」なる症状も，たとえば麻痺性の構音（調音）障害はいうに及ばず，失語症なども，言語そのものの障害ではなく，その運用面における不都合が発現したものである（この点については第7章で詳述する）。この分野の専門家は，このことを承知の上で，つまり「言語の運用面での障害」を端折って，「言語障害」という用語を汎用している場合が多い。便利ではあるがあまりにも無防備な用語であるから，本来の意味を正しく理解しておく必要があるだろう。

このように，「言語」という言葉一つをとってみても，その意図された内容がさまざまであるから，何を，どこまで，含めるかということを明らかにしないまま，「言語とは何か」と問うても，あまり意味はない。意味のある解答を期待できる程度にまで「言語」という言葉の輪郭を明確に描くことはむずかしい。その意味で，このような問いは，答えるだけではなく，発すること自体も，それほどやさしいことではないということになる。

3　言語の解明に言語を使う——目標と手段が同じであることの特殊性

さらに問題をややこしくしていることがある。それは，言語の学問が言語の姿を描写するとき，その道具もまた言語であるとい

う事実である。記述・説明すべき対象を，その対象自体が記述・説明する格好になる。これでは対象の姿は見えてこない。

　ちょっとおおげさな例になるが，宇宙のことを考えてみよう。宇宙を見たいという場合，その宇宙そのものを持ち出して見ることはできない。だいいち，人間には巨大な宇宙そのものを持ち出すことなどはできない（言語も巨大な体系なのだが，なかなかその実感がわかない）。そこで別の形で宇宙を描写することになる。

　$E = mc^2$ という式がある。物体は，静止しているだけで，＜質量＞×＜光速の2乗＞のエネルギーをもつとする式である。この，物体の存在そのものがエネルギーと等価であるという概念は，まさしく宇宙を成り立たせている原理，すなわち宇宙そのものであるが，残念ながら人間にはそのありのままの姿を見ることはできない。人間がそれを見るには，人間に理解できるような別の形に変える必要がある。それがこの式による記述である。あるいは，まだ発見されていない別の形にするほうがもっとよく宇宙が見えるようになるかもしれないが，いまのところは宇宙をこのような形で表現することで，わたしたちは宇宙の姿を垣間見ることができるのである。

　ところが言語の場合は，まだ言語以外の記述手段を人間は持っていない状態にある。こういう，いわば絶対的な限界は，一般にはほとんど気づかれることがなく，そのため言語を言語で描写するという，いわば「鏡を鏡で見る」ような無限の循環に近い状態にあるという意識を持つこともない。それが言語について無用心にやさしく考える傾向を生んでいる一つの要因であるのかもしれない。

　そのような事情であるから，言語の全体像の描写は将来の研究

に託すしかないのだが，それでも，言語についてもっとも単純なことがらなら見定めることはできる。それをいくつか考えていくことにしよう。

第 2 章

言語に関する五つの事実

まず足下から見つめてみよう。言語はどこにあるのだろう。

　もちろん，頭の中にある。このことは，脳に損傷を受けると言語の円滑な運用が妨げられるというようなことを持ち出すまでもない。たとえば声を出さずにことばであれこれ考えることができるという，単純な事実を想起すれば十分である。ただ，もう少し正確に言うと，「言語はヒトという生物の頭の中にある」と言うべきであろう。「ヒトという生物の」という限定は一見自明であるように見えるが，このような限定をはっきりと加えることで，どれほど多くの発見や知見をもたらしたか計りしれない。代表的なものとして，言語の習得についての知見を挙げてみよう。

1　言語の習得は種に特有で一様である

　まず，「ヒトという生物の」という限定を加えたということは，ヒト以外の生物は排除するということである。つまり，ヒト以外の生物にはヒトの属性としての言語は存在しないということを主張していることになる。たとえばDNAの差が1～2%しか違わないと推定されている（最近の研究ではこの差はもっと大きいといわれるようになった）チンパンジーとヒトの赤ん坊を分け隔てなく育てても，チンパンジーは人間の言語を習得することはできない。また，いかなる方法によるにせよ，まともな意味での言語習得をヒト以外の生物が成し遂げたという報告はない。あるのは，チンパンジーが，ヒトの言語とは異なる人工の記号をおぼえて断片的な記号操作を行うことができるという報告のみである

（記号操作を含めたチンパンジーの認知能力については松沢（1991a, b）を参照）。このことから，言語の習得はヒトという種に特有であると主張することができる。

それだけではない。ヒトという種に生まれ落ちた個体は，通常の言語環境に育つかぎり，それぞれの出自にまったく関係なく，どの言語でも必ず習得する。その意味で，言語の習得は種に特有であるだけではなく，種に一様であるともいえる。

2 言語の習得に訓練は不要である

小さな子どもに接した人であればだれでも経験することであろうが，子どもはいともたやすく言語を習得していく。わたくし自身，次のような光景に出会って驚嘆したことがある。

ある日，郵便物を出すために郵便局へ行った。その日の郵便局はたいへん込んでいた。たまたまわたくしの前に四，五歳くらいの女の子と母親が並んでいた。やがてその女の子が列からはずれ，局内のポストに封筒を入れようとした。そのとき母親はあわてて「貼った？」と言った。すると「何を？」という返事が返ってきた。どこにでもありそうな言葉のやり取りであるが，わたくしの頭の中ではさまざまなことが駆け巡った。

まず，この女の子は母親の発言が疑問文の機能をもっているものであることを理解している。そして「貼る」という動詞が目的語をとる他動詞であることを理解している。さらに「貼る」という動詞の目的語は人間ではなくモノであることを理解している。だから「誰を」ではなく「何を」と答えている。そして，この母親の発言は動詞だけで構成されており，目的語も主語も伏せられ

たままであるが，女の子は主語のほうには見向きもせず，目的語の部分だけを問い返している。言われていない部分が二つあり，そのうちの一方には無関心で，もう一方にだけ反応しているのも不思議だが，反応しているのが主語のほうではないということもおもしろい。この女の子は「誰が？」とは問い返さなかったのである。原理的にはそういう問い返しもできたはずである。が，仮にそう問い返したとしたら，この文脈では不適切であった。つまり，言われていない部分のどこに反応すべきかを正しく理解していたのである。

　「何を」という発言があらわれるまでには，このような高度の情報処理が行われていたということになる。これは素直に驚いてよい事態である。要するに，母親を含めて，他人が手を貸して言語をおぼえさせているのではないのである。つまり，言語の習得に訓練は不要であるということである（母親と言語習得の関係については神尾（1978）を参照）。

3　言語の習得は一定の時期までにほぼ完成する

　次に，言語の習得がいつごろまでに完成するかという点についてであるが，これは日常の経験から，およそ六歳前後という目安をつけることができる。もっと高い年齢を想定することもできるが，それでも数年の差である。ヒトの一生からみれば同時期といってよい。また，この時期と平行して，臨界期が存在する可能性も高い。臨界期というのは，ある生物に特有の活動を成り立たせ，その後ずっと継続させていくのに不可欠な，成育初期における一定時期のことである。この時期に当該の活動を具体的に体験

していなければ，その個体は一生その活動に関して不都合をかかえつづけることになる。

臨界期は動物実験によって存在することが確かめられているが，ヒトの言語習得に関しては，倫理上の理由から，直接的な証拠を得ることは許されない。ただ，一般的には，どの子どもも六歳くらいまでには大人とふつうにことばのやり取りができるようになるという事実がある。また，ごく小数の例外的な事例から，ある成熟度に達した後にはじめて言語に触れても，言語の習得は不完全なままに終わってしまうという結果が報告されている（Curtiss (1977) を参照。概要は本書の 182-183 ページにまとめてある。また言語知識と認知能力の関係（とりわけそれぞれの自律性）については Yamada (1990) を参照。概要は本書の 179-181 ページにまとめてある）。このようなことから，言語の習得にも臨界期が存在することを予想させるのである。一般に「外国語」といわれているものは，言語習得の臨界期を過ぎて学習する言語のことをいう。

この時期は，神経細胞と軸索の接点であるシナプスがもっとも活発に増殖している時期の最後にあたる。ヒトの脳神経細胞（ニューロン）は受精とともに分裂を始め，受精後およそ九か月ほどで分裂をやめる。その時の神経細胞の数はおよそ二千億個を超えているといわれる。それだけ膨大な数の神経細胞が生後一年で半減する。

ところが次の (1) の表に示すように，神経細胞の急激な減少に反比例して，シナプスの数は急激に増えていく。つまり神経細胞同士のネットワークが急激に密になるのである。

(1) ヒトのシナプス密度の年齢変化

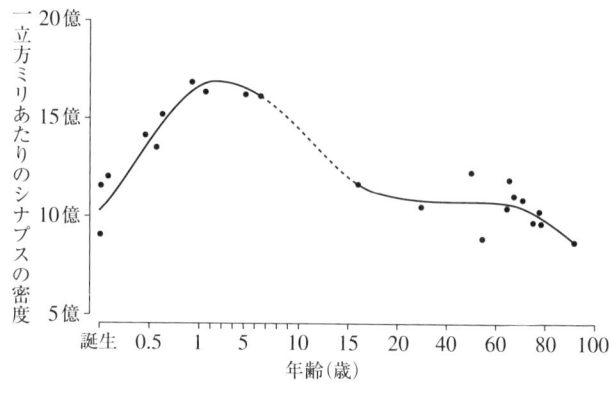

(Huttenlocher (1979) にもとづく)

　赤ん坊の誕生時におけるシナプスは，一立方ミリあたり10億個程度で，それが一年で17億個程度に増える。その高い水準がだいたい六〜七歳ぐらいまで維持され，それ以降は減少していく。15歳ぐらいになるとほぼ誕生時と同じ程度にまで戻る。つまり，六歳というのは，神経学的に脳がもっとも活発に働いている時期の最後ということになる。その時期が言語習得の臨界期と重なる可能性があるのである。これは言語の習得が人間の脳の成熟と密接に関係していることを示している。言語の習得は（ヒトの）脳の中の出来事であるから，そこに他の生物が入り込む余地はない。言語の習得は人間の脳の中でのみ起こることである。

4　言語の習得は質・量ともに限られた資料にもとづいて実現される

　いずれにしても，子どもは成長の初期に言語を習得するのだ

が，その環境はおよそ万全とはいえない。子どもが接する言語資料には不完全なものが少なくなく，しかも誤りが含まれている場合も多い。郵便局での母親の発言のように，主語・目的語が省略されていたり，「だれにも黙っている」のようなおかしな文を，それと気づかずに使っていることはよくあるのである（「だれにも言わない」が正しい。81ページを参照）。このような例は挙げればキリがない。ところが，完全とは言い難いデータに誘発されていながら，結果として習得する言語知識は完全である。不完全で誤りを含むデータが与えられたなら，不完全で誤ったまま習得するということがありそうであるのに，実際にはそのようなことは起こらない。あたかも，誤りなどを含むデータは，はじめから習得の対象になっていないかのようである。ということは，「習得する」とされている言語知識のある部分は，はじめから子どもに備わっているということになるのかもしれない。

5 言語の習得には個体差がない

習得される言語知識が完全であることと密接に関係することであるが，言語習得には，得手不得手がないという意味で，個体差がないことも注目されてよい。いきなり極端な例を挙げれば，全盲の子どもも脳性麻痺の子どもも，言語の習得は自動的に完成する (Piettelli-Palmarini (ed.) (1980) を参照)。運動が苦手な子どもや算数が苦手な子どもはあっても，言語の習得が苦手な子どもはいないのである。この点について，さきほど (13ページで) 定義した意味での「外国語」の学習に得手不得手があるのと比べてみるとおもしろい。臨界期以前に習得した言語知識と，それ以

後に学習した言語の知識とは、質的に異なることをこの事実は示している。

　子どもが最初におぼえた言語と臨界期を過ぎてから学習した言語との質の差を、具体的な例で少し考えてみることにしよう。

　日本人の英語学習者に馴染みの英語の文に次のようなものがある。

　(2)　A whale is no more a fish than a horse is.

　この英文は、市販されている大方の英和辞典では、「鯨が魚でないのは馬が魚でないのと同様である」とか「馬が魚でないと同様に鯨も魚でない」というような主旨の訳文が与えられている。そして大方の学習者はそのような訳文でこの英文を覚えているようである。

　ところが、この訳文にはちょっとおかしなところがある。それに気づかせるのは簡単である。文の後半部は be 動詞で終わっているが、もちろんここには省略がある。何が省略されているかというと a fish である。つまり

　(3)　a horse is a fish.

という文の補語の部分が省略されているのである。では、省略のない (3) の文はどういう意味であろうか。「馬は魚である」である。この文のどこをどういじっても「馬は魚でない」などという意味は出てこない。もしこの文が「馬は魚でない」という意味にも解せるのであれば、This is a pen. を「これはペンではない」と訳せることになってしまう。そんなことは中学生でもまちがいであることがわかる。にもかかわらず英語を外国語として学ん

いる大方の学習者はこのまちがいに気づかない。外国語は，まちがって教わったらまちがったままおぼえてしまう。臨界期を過ぎて学ぶ言語の知識はこれほどにあやふやな内容でしか脳の中に定着しないのである（なお，この例文については第5章で詳細に論ずる）。

　以上，言語習得に関する五つの所見を概観した。いずれも相互に緊密に関連している内容であり，総体的に指し示す方向もはっきりしているように思われる。一言でいえば，言語の習得は「すること」ではなく「起こること」であるということである。換言すれば，言語の習得は，個体のレベルの問題ではなく，種のレベルの問題であるということである。言語がヒトの属性の一つであるというのも，この意味においてである。

第 3 章

言語知識の構造

1 生物界を見渡す

　前章では，言語をヒトという生物の属性の一つとみる視点を明確にした上で，言語の習得についての基本的なことがらを概観した。それは次の五つの所見に要約された。

- （I）　種に特有で一様である
- （II）　訓練が不要である
- （III）　一定の時期までにほぼ完成する
- （IV）　質・量ともに限られた資料にもとづいて実現される
- （V）　個体差がない

これらはいずれも正当な根拠に支えられたものであるが，それでもいきなり提示されたならば，特殊なことがらばかりが並べ立てられているような印象を与えるかもしれない。しかし，視点をもっと高い位置に移して，生物界全体を見渡してみると，これらはけっしてめずらしい所見ではないことがわかる。

　いま，任意の生物を思い描いて，その生物の特徴とされる行動を考えてみよう。たとえば，ハチドリという小さな鳥がいる。この鳥は飛び方に特徴がある。鳥の世界広しといえども，後ろ向きに飛べるのはこの鳥だけである。これを後退飛行という。後退飛行はハチドリにしかできず，ハチドリであれば原則的にどの個体でもできる。その点で後退飛行はハチドリという生物に特有であり一様である。

　また多くのハチドリの羽ばたきは毎秒 20-30 回，小型の種では毎秒 70-80 回にもなるという。このような高速の羽ばたきが可能なのは，脳からの一回のパルスで羽ばたきが数回行われるか

らである。このような神経学的な活動は親鳥による（つまり外部からの）訓練を受けて養成されるものではない。生まれながらにしてハチドリはそういう仕組みになっているのである。ひなの巣立ちを記録したテレビ番組などで，しばしば親鳥が飛び方を教えているかのような解説をすることがあるが，それは番組制作者のファンタジーであって，生物学者の関知するところではない。後退飛行するための想像を絶する技術が，訓練によって獲得できる性質のものでないことはあらためていうまでもない。

　後退飛行をはじめとするハチドリの飛行行動は，ひなの身体が一定の成熟度に達すると発現する。この場合，ひなが親鳥（母鳥）の飛行を観察・学習するための一定期間が必要であるようである。それは巣立ち後の二～三週間であるという（橿原市昆虫館学芸員の中谷康弘氏のご教示による）。だから，後退飛行の能力はあっても，その能力を実際に発現させるには，ひな自身による学習が必要である。しかし，行動の発現と，脳と身体の成熟が相関関係にあることは疑いを入れない。

　また，母鳥によってはわずかながら飛び方にちがいがあるだろうから，ひなにとって均質均等の環境が用意されているというわけでもない。そして，後退飛行するという点に限っていえば，得手不得手がなく，したがってこの点に関しては個体差がない。後退飛行を苦手とするハチドリはいないであろう。生まれつきそういう体つきになっているからである。

　もう一例考えてみよう。ヒトの直立二足歩行はどうであろうか。直立二足歩行はヒトに限られ，ヒトであれば原則的にどの個体においても実現される。また，子どもは歩き方を教わっているわけではないから，訓練が介在していないことは明らかである。

直立二足歩行がどれほどむずかしいことであるかは，科学の叡智を集めてロボットを作っても，いまだにぎこちない動きしか再現できていないことからも明らかである。そしておよそ二歳ぐらいまでにはみんな立って歩くようになる。もちろん，周囲の人たちはそれぞれに少しずつちがった歩き方をしているから，子どもの置かれた環境は均質均等ではない。直立二足歩行を直接見ることができない盲児でも歩くようになる。そして，長い距離を歩くのがつらい人はあっても，立って歩くという点に関して不得手である人はいない。進化の結果，人間の骨盤など骨の形状やその結びつき方および筋肉の付き方などが，解剖学的に直立二足歩行に適し，四足歩行には適さないようになったからである（千葉大学大学院医学研究院の石井拓磨氏のご教示による）。

2　言語をおぼえるための専用の能力の存在

　ハチドリの後退飛行もヒトの直立二足歩行も，行動としては，個体が生まれてのち，しかるべき時期を過ごしてからあらわれるものである。が，そのような行動を可能にする能力自体は，はじめから（つまり遺伝的に）個体に備わっているものである。このことは後退飛行や直立二足歩行に限らず，およそ前記の (I) ～ (V) の所見を満遍なく満たす行動は，それぞれの種の遺伝的な属性であると考えることができる。言語の習得も (I) ～ (V) の所見をすべて満たしており，したがって，言語を習得する能力はヒトという種の属性として遺伝的に備わったものであると考えてよい。

　もちろん，実際に言語をおぼえ使いこなすまでには，一定の年

月を過ごさなければならない。しかし，ある行動が実際に観察されるまでに時間がかかるからといって，その行動を可能にする能力も，個体の誕生後にどこからか獲得した（あるいは他の能力から派生された）などと考えることはできない。

　この点は明確にしておく必要があるので，極端な例を挙げるのがよいであろう。たとえば「死」を考えてみよう。どの個体もいずれは死に至る。そして，死は個体が生まれたときから定められている。つまり，死は，その様態はさまざまであっても，必ずその状態に至ることが遺伝的にプログラムされている，れっきとした「能力」である。後天的に偶然に訪れるものではない。これと同じ意味で，言語を習得するための専用の能力も，ヒトに遺伝的に備わっていると考えざるをえないのである。

3　自動解発型の能力と刺激解発型の能力

　ただしここで注意しなければならないことがある。およそ「能力」には外界からなんらかのはたらきかけがあってはじめて始動するものと，外界からのはたらきかけがなくても自動的に始動して，しかるべき行動を実現させるものの二種類のものがある。

　よく引き合いに出される例であるが，たとえばニワトリは，コケッコッコーとか，ひなを餌に誘う時にコッコッコッといった鳴き方をする。また，猛禽類の影を見たときは特定の警戒音を発する。いま，孵化して一日のひなの鼓膜を切除して，親鳥の声はもちろん外界からの一切の音から遮断したとしよう。そのようなひなが成鳥になるとどうなるかというと，切除手術を受けなかった成鳥とほとんど変わるところなく，ちゃんとニワトリらしく鳴く

という。

　それにたいして，ミヤマシトドというホオジロ科の鳥のオスは，やはり鼓膜を切除されると，こちらは一生まともなさえずりができなくなるという。つまり，ミヤマシトドの「さえずり習得能力」は後天的な刺激を受けてはじめて始動するものであるということになる。そのオスの幼鳥は，最初にさえずる前に，他のオスのさえずりを聞き，それをまねて練習しなければならないのである。

　ただし，これには大きな但し書きがつく。生物学者の日高敏隆は次のように言う。やや長い引用になるが，切除手術を施した幼鳥ではなくて，隔離飼育した幼鳥を観察した記録である。

> 特定の時期に達したときに，同種の雄の歌を聞かせると，幼鳥はそれを聞いて学習する。ただし，その場ですぐまねをして練習するわけではない。そのときはただじっと聞いているだけであって，実際に歌いだすのは何ヶ月かあとである。けれど，その特定の時期に仲間の歌を聞いておかなければ学習は成立しない。［中略］興味ぶかいのはこれからである。ほんものの雄の歌を聞かせるのではなく，同種の雄の歌をテープにとって，それを聞かせてやる。すると幼鳥はじっとそのテープの歌を聞き，やがて歌いだしたときには正しい歌を歌う。ところが，同種の雄の歌でなく，ぜんぜんちがう種，あるいはかなり近縁でもよいから別種の小鳥の歌をテープにとってそれを流してやると，幼鳥はさっぱり関心を示さないのである。この幼鳥が成長していよいよ歌いだしたときには，まったく形をなさぬ歌を歌うので，学習は成立していなかっ

たことがわかる。ちがう種の歌をおぼえてしまう，というようなことはおこらないのである。けれど，別種の歌のテープを流していたのを中止して，同種の雄の歌のテープに切替えると，幼鳥は急にそれに対して関心を示し，その歌を聞きはじめる。そこでまた別種の歌のテープに切替えると，幼鳥はたちまちにして関心を失う。(日高 (1980))

　これはどういうことなのであろうか。この幼鳥は隔離飼育されているのであるから，自種のオスの歌に接したことはない。にもかかわらず自分と同じ種のオスの歌にだけ関心を示すということは，生まれてこのかた一度も聞いたことのない自種のオスの歌をあらかじめ知っていたことになる。そして，それをまねて学習すべきだということも知っていたことになる。つまり，後天的な学習行動そのものが遺伝的に定められていたということになるのである。

　以上の観察は言語の習得にたいしてもほぼそのままあてはまる。子どもがどの言語を習得するに至るかは，どの言語が話されている社会で育つかで決まる。日本語を母国語とする両親から生まれた子どもでも，親から離されて，英語社会で育てば，その子どもは英語を習得する。逆に，英語を母国語とする両親から生まれた子どもであっても，日本語社会で育てば，習得する言語は日本語であって，英語ではない。その点で言語の習得には後天的な「学習」が必要である。

　しかし，ヒトの子どもはヒトの言語であればどれでも習得するが，ヒトの言語以外のものは母国語として習得することはない。オオカミに育てられ，オオカミのように吠えるとされている幼児

の報告がいくつかあるけれども，この種の報告を入念に検討してみると，ふつうの人間社会に置かれなかったためにふつうの言語習得が完成しなかったということがいえるだけであり，「オオカミ語」を習得したというようなことではない。しかも，このような事例に報告されている幼児はなんらかの先天的疾患を持っていた可能性が排除できない。したがって，いわゆる「野生児」の事例は，ヒトの子どもが自分がどういう性質のものを習得すべきかに関する情報をあらかじめ持って生まれてくる，という主張の反例にはならないのである。

　言語の習得に個人差はない。だれでも同じ知識を習得する。たとえば身体に障害を持っていても言語習得の妨げにはならない。たとえば，盲児で色それ自体が見えなくても，色の言葉（色彩語）はきちんとおぼえて使いこなせる。「運動会は赤い」という文を聞いた瞬間，「運動会は赤くない。運動会は，するものだよ」と答えた盲児の報告がある。ベッドに寝たままシーツで顔を隠して，「こうすればわたし（の顔）が見えないでしょ」と言って訪問者（心理学者）を驚かせた例もある。ドアの向こうにいる人でも，「ドアにガラスが入っていれば」見える，と答えた盲児もいる（このような例は Landau and Gleitman (1985) に豊富に報告されている）。目が見えないのに，対象物に視線が届いているかどうかが「見える」(see) という動詞の使用条件であることを，盲児はどうやって知るに至ったのであろうか。こういう盲児の言語習得の完璧さによっても，言語習得が個人のレベルを超えて種のレベルのものであることを思い知らされる。

　もちろん，習得した知識を運用する段になると巧拙の個人差が生ずるけれども，習得した知識そのものは同じである。そして，

ヒトの場合に限らず，どの生物の場合でも，後天的な学習行動そのものが遺伝的に定められているのは，学習によってつねに同じ結果が得られることが保証されている場合だけである（日高(1976: 164)を参照）。

臨界期を過ぎて学習される外国語のように，学習によってつねに同じ結果が得られるという保証のないような知識は，個人の努力で学習する以外にない。そうであるならば，言語（母国語）を「習得する」という言い方もあまり適当なものではないということになってくるであろう。「習得する」とは「習って獲得する」という意味であり，そこには習得する側の積極的な（つまり，努力を伴う）学習行為が含まれる。しかし，実際にはそのような学習行為は介在していないし，仮に介在していたとしても無力であるから，「習得する」という言い方は実状を正しく反映していないことになる。チョムスキーなどは，ちょうど身体器官が遺伝的に定められた発達経過をたどって種に特有の一定の形に成長していくように，言語も，脳の中で一定の姿に「成長」(grow)していくものであるという言い方をしている (Chomsky (1986: 2))。言い方としてはこちらのほうが実状に近いと思われる。「習得」という表現は以下でも便宜的に用いるが，このような条件つきであることを記しておきたい。

以上の考察をふまえて，言語を習得する能力とそれを始動させるための後天的な経験を身近な例にたとえてみると，ちょうど花の種と水の関係に比することができるかもしれない。水をやらなければ，種は成長して花を咲かせることはない。その点で水は不可欠である。しかし成長・開花のメカニズムは種自体に内蔵されているのであって，水から得たものではない。どのように成長し

てどのような花を咲かせるかははじめから決まっているのである。タンポポの種にチューリップ用の肥料を与えてもけっしてチューリップにはならないのである。

なお、人間は言語を学習することがあらかじめ定められているとはいえ、なぜ、後天的な学習が必要なのかという問題自体、興味深い。言い換えれば、なぜ言語はいくつもあるのかという問題である。なぜ一つではないのだろうか。一つであれば、後天的な学習すら必要でなくなるはずであろう。憶測の域を出ないけれども、言語の多様性は、言語がある程度以上純粋になることを拒んでいるからなのかもしれない。純粋に均質均等であると、不都合が生じた場合、一気に全体に波及して壊滅する。言語の多様性はそのような事態を回避するための防衛効果として機能しているのかもしれない。

4　言語知識は二重構造をなしている

このような視点から、習得した言語の知識をあらためて観察してみると、そこには大きく二つの種類の知識が並存していることが見いだされる。言語を習得するための能力そのものに根ざす知識と、その能力を解発させる後天的な経験に根ざす知識である。

たとえば次の日本文を考えてみよう。

(1) a.　自己嫌悪に陥っている人
　　 b.　人嫌悪に陥っている自己

(1a) の例では嫌悪している人と嫌悪されている人が同一人物である。つまり「自己」という表現が「人」という表現を先行詞

にとっている(これを「照応関係」という)。それにたいして,(1b)の例の場合は,「自己」と「人」の間に照応関係が成立せず,解釈不能に陥っている。語順を見てみると,代名詞が前にあって,先行詞が後にある場合に照応関係が成立し,その逆の語順の場合は照応関係が成立していない。

今度は英語の例を見てみることにしよう。

(2) a.　a man who hates himself
　　b.　himself who hates a man

(2a)の例では hate の主語と目的語が同一人物である。つまり himself が a man を先行詞にとっている(正確には,himself が who を先行詞にとり,その who が a man を先行詞にとることによって himself と a man が間接的に結びついていると言うべきであるが,ここでは簡略化した言い方をすることにする)。それにたいして(2b)の例の場合は himself と a man の間に照応関係が成立せず,解釈不能となっている。語順を見てみると,日本語の場合とちょうど逆になっており,代名詞が後で,先行詞が前にある場合に照応関係が成立している。

このような例を見ると,やはり日本語と英語はちがう言語だという印象を与えるのだが,よく見てみると,照応関係の成立に同一の原理がはたらいているのである。

この日本語の例と英語の例にはともに関係詞節が絡んでいるが,いま,修飾要素としての関係詞節と,被修飾要素としての名詞句を,それぞれ A と B で表してみよう。そうすると,それぞれの例は次の(3)の(a)と(b)のように,A と B が並列的に結びつく構造になる。

(3) a.
```
    /\
   A  B
```
b.
```
    /\
   B  A
```

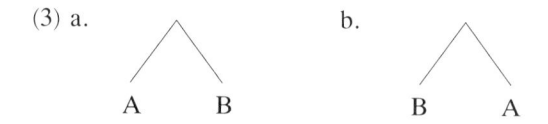

　ここで並列なのは，関係詞節全体（A）と被修飾要素としての名詞句（B）である。代名詞の「自己」やhimselfは関係詞節の一部分として組み込まれているために，先行詞（B）の「人」やa manとは直接的な関係をもたない。

　いま，要素Aがそれより小さな要素のCとDから構成されているとしよう。これを次のようにAを上位にCとDを下位に配する形で表すことにする。

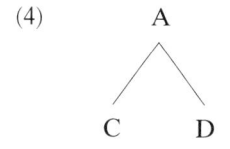

(4)
```
     A
    /\
   C  D
```

　CとDはさらに小さな要素から構成されているかもしれないが，いまはAの一部分という位置づけで用いることにする。そうすると「自己」やhimselfという表現は，関係詞節の一部分であるから，Aを関係詞節全体とすれば，これらはCあるいはDとして位置づけることができる。仮にCに位置づけたとして，これを (3) の構造に組み込んでみると，概略，次の (5) のようになるであろう。

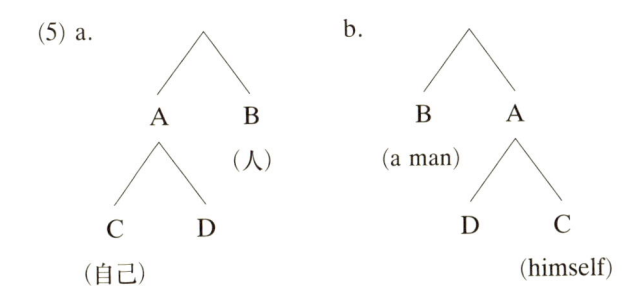

(5) a.
```
      A       B
     / \     (人)
    C   D
   (自己)
```
b.
```
      B       A
    (a man)  / \
            D   C
              (himself)
```

　これが日本語でも英語でも照応関係が成立している (1a) と (2a) の概略的な構造である。どちらの例でも先行詞になる名詞句 B が代名詞 C より，構造上，上にあるという点で共通している。それにたいして，照応関係が成立していない (1b) と (2b) の例では代名詞と先行詞の語順が入れ替わっており，次の (6) のように，先行詞になる (はずの) 名詞句 C が代名詞 B より低い位置にある。

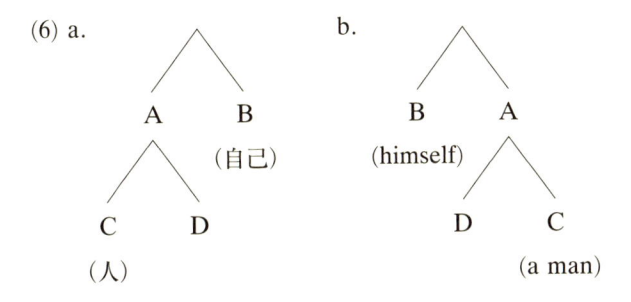

(6) a.
```
      A       B
     / \     (自己)
    C   D
   (人)
```
b.
```
      B        A
   (himself)  / \
             D   C
                (a man)
```

　そうすると，日英語どちらにおいても，代名詞はその先行詞として，構造上高い位置にある名詞句を選ぶことはできるが，低い位置にある名詞句は選ぶことができないという共通の条件が見い

だされるのである（じつはこの定式化は必ずしも正確ではなく，正しくは，「代名詞はその先行詞として，構造上「低くない」位置にある名詞句を選ぶことができる」としなければならないのだが，ここではこれ以上立ち入らない）。

　さらにいえば，この条件は日英語に限ったわけではなく，普遍的である。このような普遍的な条件はきわめて抽象的なものであるから，後天的な学習によって習得した知識とは考えられず，子どもがはじめから持って生まれた知識であるとしてよい。つまり，言語を習得する能力に直接根ざす種類の知識であり，したがって後天的に習得する必要のないものである。一方，このような条件の対象になるもの，具体的には代名詞であるが，当該言語において何が代名詞であるかという知識は，子どもが後天的におぼえなければならないものである。

　次に関係詞節の語順にまつわる例を挙げてみよう。日本語では関係詞節は名詞句の前に置かれる（［自己嫌悪に陥っている］［人］）。英語では名詞句の後に置かれる（[a man] [who hates himself]）。この関係詞節の語順が，名詞句の意味上の役割を表す要素の語順と密接に関係する。名詞句の意味上の役割を表す要素として，日本語には助詞があり，英語には前置詞がある。助詞は名詞句の後に置かれるので後置詞とも呼ばれる。前置詞は読んで字のごとく名詞句の前に置かれるものである。

　そこで，関係詞節と後置詞・前置詞の関係であるが，後置詞をもつ言語では，関係詞節は名詞句の前に位置する。前置詞をもつ言語では，関係詞節は名詞句の後に位置する。この関係は逆に述べてもよい。つまり，関係詞節が名詞句の前に置かれる言語では，意味関係を表す要素が名詞句の後に置かれる。関係詞節が名詞句

の後に置かれる言語では,意味関係を表す要素が名詞句の前に置かれる。つまり,関係詞節と意味関係を表す要素との語順関係は,一方が名詞句の前なら,もう一方は名詞句の後になるのである。両方とも名詞句の前とか,両方とも名詞句の後になるということはない。だから,一方の位置が判明すれば,もう一方の位置は自動的に判明する仕掛けになっている。

このような語順の関係は,すべての学習に先行して存在するという意味で,言語に関する遺伝情報として組み込まれている知識であり,子どもが個別的におぼえる必要はない。おぼえなければならないのは,このような関係の対象になるもの,つまり,日本語ではどういう表現が助詞であるか,英語ではどういう表現が前置詞であるかといった知識である。

以上,言語を習得する能力そのものに根ざす知識とそれを始動させる後天的な経験に根ざす知識を概観した。やや割り切った言い方をすれば,言語を習得する能力そのものに根ざす知識は人間の言語に共通の中核部分であり,そのような能力を始動させる後天的な経験に根ざす知識は各言語に特有の語彙の集合である。つまり,言語に関して後天的に習得しなければならないのは当該言語の語彙だけであるということになる。もちろん,その語彙を人間の言語に共通の中核部分と連動させることができるのは,臨界期にたっぷりと浸った言語に関してのみであることは,いうまでもない。

第 4 章

言語と文法

1　言語を定義する

　言語の習得について，もう少し立ち入って考えてみたい。これまでさしたる定義も与えないまま，「言語を習得する」という言い方をしてきたけれども，そもそも言語を習得するというのは具体的にどういうことなのであろうか。

　言語の習得にあたって子どもに必要なものは，まず，言語のサンプルである。子どもがどの言語を習得するかは，どの言語のサンプルが与えられたかによって決まる。日本語がサンプルとして与えられたならば，子どもは日本語を習得するに至るし，英語のサンプルが与えられたなら英語を習得するに至る。日本語と英語はたしかにちがう点があるから，ちがう姿の言語資料が与えられたならば，それに応じて，子どもが習得する言語もちがってくる。

　それでは，日本語なら日本語のサンプルが与えられて，それをすべておぼえたとしよう。それで日本語を習得したということになるであろうか。結論から言えば，そうはならない。なぜならば，第1章でも述べたように，大人と子どもとを問わず，わたしたちが日常接するのは言語の断片にすぎないからである。断片はいくらおぼえても依然として断片であって，言語の本体にはならない。だから，与えられたサンプルをおぼえるだけでは，言語を習得したことにはならないのである。言語を習得するとは，言語習得期に接する言語サンプルをその一部として含むような，その言語に関する知識の総体を習得することである。

　それでは，その言語に関する知識の総体とはどういうものであろうか，また，いかなる形で存在しているのであろうか。そもそも「言語の知識」とは具体的に何を指しているのであろうか。

身近なところから考えてみよう。日本語を母国語とする人であれば、たとえば「いぬ」という表現を知っている。「いぬ」という表現を知っているというのは、音声なり文字で表されたこの表現が、あの、ワンワンと吠える動物を指していることを知っているということである。と同時に、あの、ニャーニャーと鳴く動物を指しているのではない、ということも知っているということである。ニャーニャーと鳴く動物には「ねこ」という表現が対応しているからである。もちろん、たとえば英語を母国語とする人であれば、同じ動物を表すのに dog という表現が対応していることを知っているし、フランス語を母国語とする人であれば chien という表現が対応していることを知っている。

このような表現と意味の対応は語のレベルに限ったことではない。文のレベルでも同様である。たとえば次の例を見てみよう。

(1) a. わたしは犬に噛みついた
 b. 犬はわたしに噛みついた
 c. 犬にわたしは噛みついた

いずれの例も、用いられている要素は同じなのであるが、要素同士の組み合わせ方が異なるために、それぞれに意味が異なる。(1a) と (1b) は噛みついた側と噛みつかれた側が入れ替わっており、その点でまったく意味が異なる。とくに (1a) の文の場合、そこで表されている出来事（人間が犬に噛みつく）はマスメディアの恰好の取材対象になるかもしれないが、(1b) の文の場合にはその種のおもしろさはないであろう。一方 (1b) と (1c) は要素の並び方が似ているわりには意味の共通点がない。見かけは似ていないが、(1c) はむしろ (1a) のほうに近い。要するに、

これらの例は，用いられている要素が同じでも，その組み合わせ方がちがえば，対応する意味もちがってくることを示している。特定の意味と対応するという点に関しては，語も文も同じであるから，これらを一括して「形式」と呼ぶことにすると，結局，ある言語を知っているというのは，その言語において，ある特定の形式がつねにある特定の意味と対応していることを知っているということである。

形式のちがいは，どんなにわずかなものであっても，つねに意味のちがいに対応する。次の例を見てみよう。

(2) a.　彼女は大根をにている
　　b.　彼女は大根ににている

あえて動詞の部分をひらがなで表記する必要もなかったかもしれないが，(2a) の文における「にている」は「煮る」という行為を表す他動詞の進行形であり，(2b) の文の「にている」は状態を表す自動詞「似ている」である。この場合は動詞の部分だけを取り出しても同音で区別がつかないが，助詞にちがいがあり，これが手がかりになる。表面的にはわずかなちがいであっても，対応する意味は大きく異なるのである。

次に表面上は同一の形式でも，文脈によって，その対応する意味が異なる例を見てみよう。

(3) a.　(好きな作家は誰ですか) わたしは夏目漱石です
　　b.　(あなたは誰ですか) わたしは夏目漱石です

(3a) の回答部はいくつかの書き換えが可能であり，たとえば，「わたしにとって好きな作家は夏目漱石です」「わたしに関してい

えば,好きな作家は夏目漱石です」「わたしが好きな作家は夏目漱石です」「わたしの好きな作家は夏目漱石です」等々が考えられるが,(3b)のほうは書き換えが不可能である。一方が別の形式に書き換え可能で,もう一方が書き換え不可能であるということは,それぞれに対応している意味が異なるということである。

　もちろん,どんな形式でも意味に対応するわけではない。一定の規則に従って構成された形式のみが意味に対応する。次の(4)の例を見てみよう。

(4) a. *わたしを犬に嚙みついた
　　 b. *彼女は大根へ煮ている
　　 c. *わたしを夏目漱石です

ここに挙げた例はどれも日本語として解釈不能である。用いられている個々の要素はすべて日本語であるが,それらを組み合わせてつくられた形式はいかなる意味にも対応しない。つまり,このような形式は日本語という言語を構成する形式と意味の対応関係の集合に属さないのである。どのような形式が意味に対応しないか,あるいはどのように形式を変容させると意味に対応しなくなるかを調べてゆく過程で,そこに規則性が見いだされれば,やがて日本語という言語の輪郭が浮かび上がってくるであろう。ある言語の輪郭を描くには,その言語において許容される(つまり,意味に対応する)形式を調べるだけではなく,許容されない形式を調べることも,劣らず重要である。人の性格を知るにも,どんな人が好きかを聞くよりも,どんな人が好きではないかを聞くほうが,その人の性格がずっとはっきりするといわれるが,言語の輪郭も,「何であるか」という方向から見るだけではなく,

「何でないか」という方向から見ることも必要である。

　以上は、どのような形式が当該言語において許容されるか、あるいは許容されないかに関する例示であったが、同じ議論が意味についても当てはまる。どんな概念でも言語における意味として許容されるわけではない。たとえば、たまたま眼鏡をかけた人同士がとなりに座ったとしよう。その場合、正面に向かって左側の人の右のレンズと、右側の人の左側のレンズを合わせて、一つのまとまった概念として認知することができるであろうか。そして、これを一つの言語形式で表すことができるであろうか。おそらく無理ではないかと思われる。一つのまとまった概念あるいは意味として定立するには、空間的あるいは属性的な連続性ないしは同質性が存在していると認知されることが必要である。一方の人の右のレンズともう一方の人の左のレンズは、空間的にも別々の領域に所属しているように感じられるし、属性的にも、連続性ないし同質性が存在しているようには感じられない。したがって、このような任意の概念は対応する言語形式をもたないように思われる。どんな概念でも言語で表現できるわけではないということである。

　言語の知識とは、一定の条件を満たした形式と意味の対応関係の集合である。一定の条件を満たした形式と意味だけが対応関係をもつことができるということを知っていることが、その言語の知識であり、その言語を母国語として習得したということである。次の (5) に図示するように、意味の世界と対応関係をもつ形式もあれば、もたない形式もあり、また形式の世界と対応関係をもつ意味もあれば、もたない意味もある。これを原理的に区別することができることが、その言語を知っているということであ

る（もちろん，言語が異なればこの対応関係も異なってくる）。

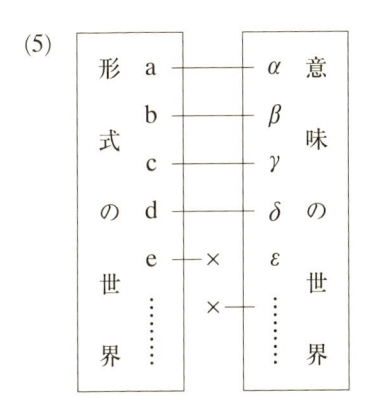

(5)
```
形式の世界     意味の世界
  a ——— α
  b ——— β
  c ——— γ
  d ——— δ
  e ——×    ε
      ×—— ⋮
  ⋮
```

2　生成装置としての文法

　それでは，このような意味での言語知識はどういう形で存在しているのであろうか。言語の知識が一定の条件を満たした形式と意味との対応関係の集合であるならば，そういう対応関係はその言語において許容される形式の数だけあることになるが，その数はいくつあるのであろうか。語については，仮に何十万という数であっても，辞典に記載可能であるから，勘定できる範囲にある。では，文の数はいくつあるのだろうか。結論からいえば，無限にある。これは簡単に証明することができる。

　いま，(6) に挙げるような文があったとしよう。日本語に限らずどの言語でも，文を目的語として別の文の中に組み込むことができるから，(a) から (b) のような文もつくることができる。さらに (c) のような文も，というぐあいに続けていくことができる。

(6) a. 太郎は正直な人だ
　b. 太郎は正直な人だ／と花子は思っている
　c. 太郎は正直な人だ／と花子が思っている／ことを次郎は知っている
　d. 太郎は正直な人だ／と花子が思っている／ことを次郎は知っている／と三郎は言った
　e. 太郎は正直な人だ／と花子が思っている／ことを次郎は知っている／と三郎は言った／などということはありません
　f. ……

同じことは，たとえば英語でも成り立つ。

(7) a. John is honest
　b. Mary believes that John is honest
　c. Bill knows that Mary believes that John is honest
　d. Mark said Bill knows that Mary believes that John is honest
　e. It is not the case that Mark said that Bill knows that Mary believes that John is honest
　f. ……

もちろんあまり長く複雑な文は日常生活で使われることはないであろう。時間が限られているということもあるし，あまり長すぎると聞き手が内容を忘れてしまうということもあるからである。しかしそれは実用上のことであって，原理上のことではない。原理的には，いくらでも長くて複雑な文をつくることができるの

である。上掲の日英両言語の例から明らかなように，任意の数の文を別の文に組み込むなり接続するなりして，さらにもう一つの新しい文をつくることができる。つまり，つねに (n + 1) が成立する。すなわち無限大である。言語における形式と意味の対応関係は無限個存在するのである。そうすると，いくらでも新しい対応関係をつくることができるという意味で，言語の知識は内容が無限であるということになる。

　しかしその一方で，そういう無限の知識をわたしたちは頭の中に格納して，ともかくも使いこなしているという事実がある。そうすると，言語というのは，内容的に無限であるけれども，物理的に有限な物の中に納まるような形で存在しているということになる。それはいったいどういう形なのであろうか。

　無限の内容（ここでは無限個の文としよう）がそのままの形で一つひとつ存在しているとは考えにくい。たとえば，新聞などでさまざまな新しい出来事を知るが，そういう出来事を伝える文が一つひとつわたしたちの頭の中にあらかじめ納められているということはないであろう。もしそういうことがありうるとすれば，なにか新しいことを発言する場合も，その内容に対応する文があらかじめ頭の中に納められていたということになる。いまこうやって書いている文もこのままの形であらかじめわたくしの頭の中にあったものであり，このままの形で読者の頭の中にもあったものであるということになる。

　しかし，そういうふうにはなっていないと思われる。デカルト(1637) も言うように，人間を人間たらしめている最大の特徴は，言語を用いてみずからの思考を自由に表現できることであり，とくに，眼前のいかなる出来事にたいしても適切に応答することが

できることである。つまり，デカルトによれば，人間は，機械とちがって，その場に応じた適切な応答を自由につくりだすことができるというのである。機械も反応するが，その反応は仮にどれほど手の込んだものであっても，すべて，あらかじめ定められた反応でしかないのにたいして，人間はその場その場に応じて適切に応答することができる。したがって，無限個の文があらかじめそのままの形で頭の中に納まっているというのではなく，必要なときにいくらでもつくりだすことができるようになっていると考えるべきものである。つまり，わたしたちの頭の中にあるのは，形式と意味の対応関係を無限につくりだすことができる装置であるということになる。これを「文法」という。文法は生成装置である。

3　言語と文法の関係

　文法が生成装置であるなら，これまで用いてきた「言語」という概念はどうなるのであろうか。

　たとえていえば，「言語」と「文法」の関係は音楽と楽器の関係に比せられるかもしれない。装置としての楽器から生み出されるのが音楽であり，装置としての文法から生み出されるのが言語である。すでに何度も触れるところがあったように，言語の断片はいくら集めても依然として断片であって，総体としての本体にならない。総体としての本体であるためには「仕組み」が必要である。その仕組みが文法である。

　このような関係で言語と文法を位置づけると，両者の間に意外に大きな隔たりがあることに気づく。再びたとえを用いれば，奏

でられている音楽をいくら調べても，それを奏でている楽器の仕組みは間接的にしかわからない。それと同様に，言語をいくら調べても，間接的にしか文法の仕組みはわからないであろう。そうであるならば，「言語を習得する」ということは，原理的にありえないことである，ということになってくるであろう。なぜならば，言語は文法という装置によってつくりだされる現象であり，現象はいくら集めても依然として現象のままであるからだ。

　習得の対象になるのは言語ではなく，装置としての文法である。しかし，「装置を習得する」という言い方はどこかしっくりしないところがある。これはたんに表現上の問題ではない。文法の本質的な問題である。

4　文法は瞬間的に完成する

　「文法」と区別される「言語」は習得されるものではない。これははっきりした。文法も「習い獲得される」ものではない。にもかかわらず，わたしたちは言語を使いこなすことができるようになる。この事態をどう説明すればよいのであろうか。この糸口を探るために，世界中の言語について観察されているある種の規則性に注目してみたい。

　Greenberg (1963) の研究によると，語順に関して観察される規則性の中に次のようなものがあるという。

(8) a.　動詞が文末に生ずる言語は，
　　　 i.　助詞は後置詞
　　　 ii.　助動詞は動詞の後

iii. wh 語は移動しない
b. 動詞が文末以外の位置に生ずる言語は
  i. 助詞は前置詞
  ii. 助動詞は動詞の前
  iii. wh 語は文頭へ移動
c. 関係詞節が名詞句の前に生ずる言語は
  i. 助詞は後置詞
  ii. 形容詞は名詞の前
d. 関係詞節が名詞句の後に生ずる言語は
  i. 助詞は前置詞
  ii. 形容詞と名詞の語順は無指定

この規則性を表にしてみると次の (9) のようになる。この表で「言語1」は動詞が文末に生ずる言語を表し、「言語2」は動詞が文末以外の位置に生ずる言語を表すものとする。

(9)

	動詞の位置	助詞	助動詞	形容詞	wh 語	関係詞節
言語1	文末	名詞の後	動詞の後	名詞の前	―	名詞の前
言語2	文末以外	名詞の前	動詞の前	―	文頭へ移動	名詞の後

いま言語1に該当する言語として日本語を考えてみよう。日本語は動詞が文末に位置し、助詞は後置詞であり、助動詞は動詞の後に位置し、形容詞は名詞の前に位置し、関係詞節は名詞の前に位置する。wh 語に関しては次の (10) の例で見てみよう。

(10) a. 太郎は [ディズニーランドへ] 遊びに行きました

b.　太郎は［どこへ　　　　　　］遊びに行ったのですか
　　c.　太郎は［どこへも　　　　　］遊びに行っていません

　(10b)の文は(10a)の「ディズニーランド」の部分を問うたものであるが，注意すべきは「どこへ」の部分と「ディズニーランドへ」の部分が同じ位置にあるという点である。つまり日本語ではwh語らしき表現は動く必要がない。それどころか，英語にあるようなwh語（where, when, what, whichなど）が存在しない。(10b)の文の「どこ」という表現は一見wh語であるかのような印象を与えるが，この表現自体は「か」という疑問の助詞（あるいは特定のイントネーション）と一緒に用いられてはじめてwhereに相当する意味をもつのであって，そのままでは意味は不定である。だから(10c)の文のように「も」という助詞と一緒に用いられてanywhereに相当する意味をもつこともできる。「なに」「いつ」「どれ」「だれ」なども同様である。日本語にはwh語がないから，したがってその移動もない。

　一方，言語2に該当する言語としては英語などが挙げられる。英語では動詞が主語と目的語（あるいは補語）にはさまれた位置に生じ，助詞に相当するのは前置詞であり，助動詞は動詞の前に生じ，形容詞は名詞の前でも後でもよい（cf. There are some sick people./There are some people sick.）。関係詞節は名詞の後に位置し，wh語は文頭へ移動しなければならない。

　上記(9)の一覧表は「言語の習得」ということについてきわめて興味深い事実を示唆している。いま，与えられた言語サンプルの中に，この表の動詞あるいは関係詞節の欄に該当する性質が見いだされたとしよう。その場合，言語1と言語2は，ここに挙

げられている性質に限っていえば相い交わることがないから，他の残りの性質も，直接的な証拠がなくても，いわば芋づる式に判明するはずのものであるということになる。つまり「言語の習得」は，いったん適切な手がかりが得られれば，あとは自動的に進行してゆくものであることがうかがわれるのである。

　このことを装置としての文法にあてはめてみると，すでに装置そのものは遺伝情報によって大脳皮質のどこかにつくられており，ある種のオプションスイッチだけが未指定のまま残されている。しかしそのオプションスイッチも，鍵となるスイッチの値が判明すれば，残りのスイッチの値はほぼ自動的に判明する仕掛けになっている。その意味では文法の完成は瞬間的であるといってよい。子どもが言語をおぼえてゆくというのは，このオプションスイッチの値を当該言語に合わせて適切に指定することをいうのである。それにたいして，臨界期を過ぎて習得しようとする「外国語」の場合は，オプションスイッチの値を一つひとつおぼえていかなければならないから，個人の努力を必要とする。そして，おぼえるのに努力を必要とする知識は，必ず，その結果に個人差が生ずる。第一言語の習得と「外国語」の習得が質的に異なるゆえんである。

　ここに至って，なぜ言語（第一言語）の習得が，種に特有で一様であり，訓練が不要であり，質・量ともに限られた資料にもとづきながら，個体差もなく，一定の時期までに完成するのかが，明らかになるのである。

5 言語の座る椅子は脳の中に一つしかない

ここで仮想的な問題を考えてみたい。仮に言語習得の過程で，一つのオプションスイッチに二つ（あるいは二つ以上）の値を指定しなければならないような資料が与えられたとしたら，子どもはどのように対応するであろうか。たとえば，関係詞節の語順が名詞句の前である資料と後である資料を同時に提示されたような場合である。

可能性は二つある。そのような矛盾する値を指定する資料にまったく関心を示さない可能性（つまり，言語習得が完成しない可能性）と，それぞれの語順に矛盾しない二つの言語体系をつくっていく可能性（つまり，二か国語を同時に習得する可能性）である。言語1の性質をすべてもち，かつ，関係詞節の語順が名詞の後でもよいという資料が与えられたなら，おそらく，子どもはこれを母国語として習得するには至らないのではないかと想像される。一方，言語1と言語2の性質が同時に与えられたなら，それはそれで各々が既定の言語パターンに該当するので，交じり合うことなく，異なる別個の言語として習得していくのではないかと想像される。しかし，成人で純粋の二か国語話者である人はおらず，二つの言語のあいだには表面的にはわかりにくいが優劣の差が存在するので，最終的には，より日常生活に密着した言語のほうが優位に立つようである。

ただし，このことに関係してしばしば見過ごされている点がある。それは，二か国語話者は，程度のちがいこそあれ，当該の二か国語とも文法がゆるみがちになるという事実である。文法がゆるむというのは，単独語話者であれば非文法的であるとして排除

する文を容認してしまうという事態を指している。つまり，単独語話者であればおかしいと感じる文を，おかしいと感じないのである。

　たとえば次の文を見てみることにしよう。

　(11)　加藤さんが友だちに自分のことを吹聴された

　読者は，この文における「自分」が誰を指していると解釈するだろうか。日常生活で英語を使っている日本人言語学者の一人は，この文の「自分」が「加藤さん」と「友だち」の両方にとれるという。日本語単独語話者であるわたくしには，よくて「加藤さん」を指す解釈しかできない。もっと言うと，この文自体，一定の文脈の中で言われれば問題はないが，いきなり言われたら，不自然だと思う。周りの人にたずねてみても，「何だ？ この文は？」という顔つきをして，しばらく考えてから，「加藤さん」を指す解釈しかできないという。それが日本語単独語話者のふつうの解釈であろう。これを二とおりに解釈できるというほうがおかしいのである。これは，一つの椅子に同時に二人が腰掛けたときの不安定な状態を思い起こさせる。二つの言語が同じ程度に脳の中に座ろうとすると，二つとも安定しないようである。どうやら言語のために用意されている椅子は脳の中に一つしかないらしい。

6　早期英語教育の危うさ

　第一言語の習得と外国語の習得が質的に異なることはすでに触れた。第一言語の場合は外部からの指導や当の個人の努力を必要としない。また不思議なことに，当該言語では許されない形式を

意図的に教えようとしても、子どもはあたかもはじめからフィルターを用意しているかのように、そのような形式を排除して受け入れない。ところが外国語の場合は、まちがったことを教えたら、まちがったままおぼえてしまうのである。それも学習者が一所懸命になればなるほど、まちがったまま教わった知識は強固なものになる。

このことに関して不可解な主張がある。それは、外国語の習得がうまくいかないのは、その言語に触れる（学習する）時間が少ないからであるという主張である。たしかに外国語のできる人はそれだけ多くの時間と努力を費やしたといえる。それは確かである。が、脳は第一言語の習得と外国語の習得を区別しているという厳然たる事実がある。外国語の場合、時間と努力によって到達できる範囲は、その言語を第一言語として習得した人に質・量ともにかなわない。これはいかんともしがたい事実として認めなければならない。ところが、外国語が上達しないのは学習時間の少ないことが主因であると主張する人々の多くは、時間数の増加をしきりに強調する。それをもう少し先に推し進めると出てくるのが、小学校からの早期英語教育の提唱である。早めに英語に取り組めば、勉強する時間も多くなるということらしい。

英語に次のような一組の表現がある。

(12) a.　John taught mathematics to Mary.
　　 b.　John taught Mary mathematics.

(12a) の文は、ジョンがメアリーに数学を教えたということであるが、この場合、必ずしもメアリーの側に数学の知識の習得があったかどうかは明言されない。たんにジョンがメアリーの数学

の教師であったというだけである。それにたいして (12b) の文は，ジョンが有能な教師であり，メアリーもよく勉強して数学の知識を習得したというところまで意味する。

　この例文は二つの重要な内容を象徴的に含んでいる。

　まず，この二つの文の意味のちがいは，どんなに英語の学習時間を増やしても，わからない人にはわからないという点である。英語を第一言語として習得した人なら日常的に使い分けているのに，英語を外国語として学ぶ人はその存在にすら気づかない。外国語の習得というのは本来的に人間の脳にとって「外在的」なものであるらしいと，くやしいけれど認めざるをえないように思われる。

　もう一つ重要なことは，真の教育が実現するには，教える側の努力だけではなく，学ぶ側の努力も必要であるということである。どちらを欠いても教育は成り立たないし，知識と技能の習得に，それを獲得する側の努力を要求しないものなどない。ところが，現在，小学校で試験的に行われている英語教育は遊技の域を出ないものが圧倒的に多い。そのような教育環境のもとで英語を「学んだ」生徒は，やがて中学生になって本格的に英語を学ぶようになったとき，努力を要求される英語学習に困惑することは確実である。そういう生徒の多くは，中学校からはじめて英語を学び始めた他の生徒と比べて，早晩，英語学習から遅れていくことは目に見えているといっても言い過ぎではない。

　さらに深刻なのは，小学校の先生方がどの程度の英語学力を持っているかという点である。小学校の先生方にとって英語の授業は，いわば降ってわいた追加授業であるから，どのような授業内容にしたらよいか，その教案づくりにご苦労が多いことであろ

う。が、それ以上に、英語が得意ですという程度の学力では英語は教えられないということにも留意すべきである。最初に教えるからこそ、正確で深い英語の知識と抜群の運用力を持った教師があたる必要がある。そうでなければ、上に述べた教育の一方の柱が成り立たない。現状では、このような十分な準備なしに小学校からの早期英語教育が試行されているようである。

それでも早期英語教育の施策や現場に関わらなければならない方々もあるだろう。そこで、小さな提言を二つしておくことにしよう。

一つは、英語教育の開始時期にかかわらず、英語の教育は可能なかぎり実際の生活場面に近い環境を設定して行うこと。もう一つは、高い目標を掲げないことである。

英語教育の開始時期が早ければ、なおさら自然な環境の設定が必要である。対象が子どもだからといって幼稚な遊技を持ち込むのはやめよう。それこそ作為的で人工的な環境であり、英語の習得になんら寄与するところがないことを知るべきである。具体的な場面を抜きにして言葉だけを教えることも作為的・人工的である度合いが大きすぎる。それは人物描写のない歴史年表を暗記するのと似た作業で、興味を持てというほうが無理である。

もちろん教師は、英語にとって自然な環境がどのようなものであるか知らなければならない。「Are you a boy? などと、分かり切ったことを尋ねる人はいない。こんな文ばかり教えているから子どもたちは英語ができるようにならないのだ。もっと実践的な文を教えるべきだ」というようなことを言う人がいるらしい。こういう文句を言う人は、おそらく、この文に「あなたは男の子ですか」というような日本語しか思いつかないのであろう。しか

し，ひさしぶりに会った孫が，長髪で，耳にイアリングをしており，その姿を見た祖父が，Are you a boy? と言うことは十分にありうる。その場合，この英文は「それでも男か」というほどの意味でりっぱに使える（行方（2003: vii）を参照）。英語を教える者は，こういう一見役立たずに見える文でも，それが適切に用いられる場面が想起できるような訓練を日々積んでいなければならない。

　教師ばかりではない。日本の将来を担う子どもたちのために，早期英語教育を推し進めようとする人も（そしてこれに賛同する父兄も），いまからでも，毎日，英語を勉強しよう。そうすれば，ひょっとすると，これからの子どもたちは親の世代よりずっと英語ができるようになるかもしれない。英語に限らず，子どもにとって，学んでいる人が身近にいることは一生の幸運である。

　そして，早期英語教育の目標は，あまり高いところに置かず，むしろ低めに抑るのがよい。この程度でいいのかしらと不安になる程度の目標でよいのである。たとえば「woman や sense といった語を正しく発音できるようにする」というのでもよい。なぜならこのような語はほとんどの日本人が発音を誤っているからである。woman の出だしを母音の「ウー」で始めていないだろうか。sense の [n] の音を発音するとき，舌先を上歯茎の裏側にきちんとつけているだろうか。こういう基礎教育は中学校における体系的な英語の教育につながる重要な架け橋となるはずである。

　なお，発音の練習は母国語話者の教員に任せればよい，そうすれば学習者（小学生）は自然と正しい発音を習得する，などと考えている向きがあるとすれば，それは幻想であると断言しよう。

外国語の学習は，しっかりした知識と技能を持つ教員が教え，学習者もたいへんな努力を積み重ねていく以外に，しかるべきレベルに達することは望めない。外国語ができないと嘆いている人は，外国語の習得の一方の側面，すなわちご自身がどれだけ努力して勉強したかも自問自答してほしい。外国語ができないことを人や制度のせいにしてもはじまらない。外国語の習得はだれにとってもむずかしいのである。

第 5 章

言語の情報構造

1 古い情報と新しい情報

田辺聖子の小説に次のような一節がある。

(1)　「レインコート着ているうしろ姿なんか，男の物悲しさみたいなもんがあってええワァ」
「刑事コロンボやあるまいし」
「あの人はまじめやけど，クソまじめではないんや。まじめのあほらしさと物悲しさを，ようく知ったまじめなんや」
「むつかしいのね」

このような軽快な文章を解説するのは野暮であるけれども，あえて講釈すれば，最後の「むつかしいのね」という表現は，相手の言っていることがわからないというのではなく，ある意味で，内容の深遠さに感嘆しているとでもいってよいものであろう。内容はむつかしいが，それなりに筋は通っているということである。

ところが，この一節を改変して次のようにすると，どうなるであろうか。

(2)　「レインコート着ているうしろ姿なんか，男の物悲しさみたいなもんがあってええワァ」
「夏の沖縄か。海はきれいやもんね」
「富士山がまっ白やったわ」
「むつかしいのね」

本当に「むつかしい」内容であり，あからさまに言えば，何を言っているのかわからない。一つひとつの文は一定の内容を伝え

ているが,前後のつながりがなく,全体としては支離滅裂である。これにたいして,原文の対話にあっては,たとえば「刑事コロンボ」という表現は,その前の発言の内容に関連して用いられており,「むつかしいのね」という表現も直前の発言内容にたいする評価として用いられている。つまり,いずれも適切な脈絡の上に配置されて用いられているのである。

このように,文は脈絡と無関係に用いられることは通例なく,相手の知らない情報を伝える場合には,相手も知っている情報をまず下敷きにして,それに接続する形で新しい情報を提供する。このような情報の引き継ぎが適切に行われて,はじめて円滑な会話が促進されるのである。

そこで,文の伝える情報を,お互いに知っている情報とはじめて提示される情報の二つに分けて考えることにしよう。これを「古い情報」と「新しい情報」と呼ぶことにする。ただ,「古い」とか「新しい」というのは相対的な概念であるから,何を基準にして「古い」あるいは「新しい」というのかを明確にしておかなければならない。とりわけ,いつの時点で,誰にとって,「古い」あるいは「新しい」のかが問題である。

まず,「いつの時点で」という問題であるが,これは「問題とする文が発せられる時点において」ということである。文の伝える情報の新旧はその文の発話時における区別である。一方「誰にとって」という問題であるが,話し手は自分が発する文の内容はあらかじめ知っているのだから,話し手にとって文の内容はすべて古い情報である。だから,「話し手にとっての古い情報」というようなことは,とりたてて言うほどのことでもない。そうすると,新しい情報というのは,聞き手にとって新しいということで

あり，古い情報というのは聞き手にとっても古いということであることになる。

　この二つの種類の情報は正確には次に掲げるような内容で理解しておくのがよいと思われる。

(3) a.　古い情報
　　　　ある文を発する時点において，話し手と聞き手の双方の意識の世界に登録済みの情報
　　b.　新しい情報
　　　　聞き手が古い情報からは予測できない情報

ややこみいった言い回しになっているが，これについては具体的な例文の分析を通して解説することにする。

2　三種類の古い情報

(i)　既述情報

　古い情報には三つの種類のものがあり，それぞれに古い情報としてのあり方を異にしている。

　一つは，「既述情報」とでも呼ぶべきものである。次の (4) の例を見てみることにしよう。

(4)　「きのう高校時代の友人に会いました」
　　　「その人はいま何をしていらっしゃるのですか」

　ここで二番目の話者が「その人」という表現を用いているが，この表現は最初の話者がきのう会った高校時代の友人を指す。ここで注意すべきは，本当にそういう人物に会ったかどうかは問う

ていないという点である。高校時代の友人に会ったと言ったから、その発言を受けて「その人」と言ったまでである。すなわち、現実に立ち入らず、言語表現だけに言及して、それを引き継ぐという形で古い情報を成立させているのである。このような種類の古い情報を「言語表現ですでに述べられている情報」という意味で「既述情報」と呼ぶことにする。

次の (5) の例にも既述情報としての古い情報が含まれている。

(5) 「あの人が犯人だと思う」
「わたしもそう思う」
「わたしはそうは思わない」

どの部分が既述情報であるかというと、「そう」という表現である。これは「あの人が犯人だ」という文表現を代用している。既述情報はある言語表現の内容を別の言語表現で置き換えているだけであるから、その内容の真偽には立ち入らない。したがって、「そう思う」と賛同することもできるし、「そうは思わない」と反論することもできる。

(ii) 前提的事実

これにたいして、言語表現ではなく、事実を古い情報とする場合がある。次の (6) の例は、各々に、ある特定の事実を話し手も聞き手も了解しているものとして用いられている。

(6) a. 恥ずかしながら戻ってまいりました
b. 来てくれてありがとう
c. 山田さんはみんなに迷惑をかけたことを後悔してい

る

　(6a)は，終戦後も投降せずグアム島に残った横井庄一さんの帰国の第一声である。この表現は性質の異なる二つの部分から成っている。一つは「自分が祖国に戻ってきた」という事実である。このことは出迎えた人々にも事実として了解されている。この事実を古い情報として，横井さんはこのことを「恥」であると評価しているのである。つまり，わたしは自分のこの帰国を恥だと判断しているから，みなさんもわたしの行為をそのようなものとして解釈してください，と言っているのである。

　換言すれば，この厳しい自己批判は，祖国に戻ってきたという事実を前提として（つまり古い情報として），それに「恥ずかしい」という評価を新しい情報として加えることによって文全体を構築している，ということになる。この「前提的事実」が古い情報の二番目の種類である。

　(6b)の場合は，相手が来てくれたということが事実として確認済みであり，それにたいして「ありがたい」という評価を加えて感謝している，という構成になっている。

　同様に(6c)の文においては「山田さんがみんなに迷惑をかけた」ということは事実として確認済みであり，そのことをふまえて，「山田さんはそのことを後悔していますよ」と，その後の山田さんの心境を新しい情報として伝えている。

　このような前提的事実は，うっかりすると話し手本人も気づかないまま，文の中に組み入れている場合がある。次の(7)の例は安井(1979)が指摘しているものであるが，人間ドックで渡された問診票に含まれていたものであるという。

(7) a. 脈の不規則に気がついていますか
　　　「はい（気がついています）」
　　　「いいえ（気がついていません）」
　　b. 足のむくみに気がついていますか

　これらの質問はいずれも質問として不適切である。なぜであるかというと，たとえば (7a) の場合，「はい」と答えても「いいえ」と答えても，脈が不規則であることを認めてしまうことになるからである。「いいえ」と答えた場合は脈の不規則を否定しているようにみえるが，この質問にまともに返答すれば，実際に否定することになるのは脈の不規則ではなく，それに「気がついている」という認識にたいしてである。「気がつく」という動詞は，肯定形で用いても否定形で用いても，あることがらが事実としてすでに確定していることを前提とする。「異常に気がつく」というのは，すでに存在している異常に気がつくということであり，「異常に気がつかない」というのは，異常があるのに，気がついていないということである。したがって，(7a) は，質問それ自体が，脈が不規則であることを前提としているのであり，この質問にまともに答えようとすれば，必然的にこの前提を引き継ぐことになる。

　(7b) の質問も同じ「気がつく」という動詞を用いているから，足のむくみの存在を前提としている。だから，たとえ「いいえ」と答えても，足のむくみを認めることになるのである。

　なお，安井 (1979) は指摘していないが，この質問にはもう一つの問題がある。それは「脈の不規則」「足のむくみ」という表現の形式である。これは日本語に限らずどの言語でもいえることな

のであるが,「A の B」という所有格形は「A には B がある」という前提を伴うのである。次の (8) の例を考えてみよう。

(8) a.　わたしの妹はいません
　　b.　わたしに妹はいません

(8a) のような所有格形は「わたしには妹がいる」という前提を含んでいる。したがって「わたしの妹はいません」という文は,「わたしには妹がいますが,（いまここには）いません」という意を表すのである。それにたいして (8b) のような非所有格形式では,わたしにとって妹という関係にある人物は存在しないという意を表す。

問診票の質問文はすべてこの「A の B」という形式を含んでおり,「気がつく」という動詞の有無にかかわらず,この形式自体で脈が不規則である,足がむくんでいるということを前提としている。つまりは,この質問文は二重に前提を強化した形になっていることになるのである。こういった欠陥をなくすには,次の (9) のように非所有格形式の質問文にしなればならない。

(9) a.　脈が不規則ですか
　　b.　足にむくみがありますか

ある形式を用いるとそれだけで前提が含まれるという点に関連して,次の (10) の問いを考えてみよう。

(10)　「しお」という字は何偏ですか

べつにどうということのない質問であるが,これが鎌倉時代の宮中での問いであったとすると事情はちがってくる。徒然草にこ

んなことが書いてある。

(11) 医師篤成、故法皇の御前に候ひて、御供に参りけるに、「今参り侍る御供の色々を、文字も功能も尋ね下されて、そらに申し侍らば、本草に御覧じ合はせられ侍れかし。一つも申し誤り侍らじ」と申しける時しも、六条故内府参り給ひて、「有房、ついでに物習ひ侍らん」とて、「先ず、『しほ』といふ文字は、いずれの偏にか侍らん」と問はれたりけるに、「土偏に候ふ」と申したりければ、「才の程、既にあらはれにたり。今はさばかりにて候へ。ゆかしき所なし」と申されけるに、どよみに成りて、罷り出でにけり。（第百三十六段）

　医者のあつしげという者が法王の御前に出仕していた。とその時、法王のお食事が運ばれてきた。学問自慢のあつしげは、「このお食事の品々について、文字でも効能でも、なんでもおたずねください。即座にお答え申しあげます」と言った。そこへ六条内大臣有房公がおいでになって、「では一つ教えてもらおう。『しほ』という字は何偏だろう」。あつしげは即座に「土偏でございます」と答えた。これを聞いて有房公は「そなたの学問も底が知れた。あとは聞くに及ばぬ」と言われて、あつしげは一同の笑いものになって面目を失った、という内容である。これはあつしげの鼻柱を折ってやろうと思った有房が、俗字扱いされていた「塩」を連想させるためにわざと「何偏か」と問うてあつしげを罠にかけたのである。

　どうしてこういうことになるかというと、これもどの言語でもいえることであるが、いわゆる wh 疑問文は wh 語（に相当する

語）を除いた部分が前提となっているからである。「あなた，誰と話していたの」という問いは，だれかと話していたことを前提としている。「『しほ』といふ文字は，いずれの偏にか侍らん」という問いも，「しほ」には偏があることを前提としている。あつしげはこの前提にまんまと乗せられて，偏のある「しほ」の字，つまり「塩」のほうに意識を向けさせられてしまったのである。玉井 (1935: 122) によると，当時は俗字を使っただけでも箔が落ちたというから，学問自慢のあつしげにとっては致命的であったろう。何偏かと問われて，偏のない「鹽」の字を想起するのはむずかしい。

　問いは情報を求めるためにのみ発せられるとはかぎらないのであり，とりわけその形式によって答え方を束縛することに注意しなければならない。

　ところで，あることがらが事実として確認されるに至る場合，言語表現を経由するということは，通例，ない。もし，そういうルートで得られた情報であれば，「何々らしい」とか「何々のようだ」というように，間接的な情報源であることを示す表現を用いるであろう。「前提的事実」は，目撃とか体験といった直接的な経験によって得られた古い情報であるという点で，「既述情報」とは異なる。

(iii)　随伴的情報

　古い情報の三番目のものは，「随伴的情報」とでも呼ぶべきものである。これは，ある情報が古い情報として確立すると，それに付随して別の情報が古い情報として位置づけられるようになるものである。たとえば次の (12) の不等式を考えてみよう。

(12)　A＞B
　　　B＞C

　AがBより大きく，BがCより大きいという情報が与えられたとしよう。ここではAとB, BとCが直接比べられているが，この二つの情報が与えられれば，自動的にAとCの関係も与えられたことになる。つまりAはCより大きいという情報である。AとCについては直接言われていなくとも，言われたも同然の扱いとなる。このような情報を「随伴的情報」と呼ぶことにしよう。

　次の(13)の例は，情報の新旧を論ずる場合，しばしば扱いに困るとされているものである。

(13)　「わたしには息子が二人います。和男と茂樹です」
　　　「ご長男はどちらですか」

　どこが問題であるかというと，古い情報を表す標識であるとされる「は」が「長男」という初出の名詞句に付いているからである。「は」は，一般には，すでに話題にのぼっている概念に付くとされているが，それが，文脈上はじめて登場する「長男」という名詞句に付いているのである。

　しかし，ちょっと考えてみれば，ここに「は」があらわれても，とりたてて驚くにあたらない。息子が二人いるという情報が与えられたならば，そのうちの一人が長男であることは兄弟の構成上当然だからである。つまり，長男という表現そのものははじめてあらわれたものであっても，二人の息子がいることが古い情報として確定した段階で長男の存在は必然的に含意されるので，概念

上は，古い情報と同じ扱いを受ける用意をすでに終えていることになるのである。したがって，「は」が付いて当然であるということになる。もちろん「次男」という概念もこの場合は随伴的情報となる。ただし「三男」は随伴情報にはならない。息子が二人いることから三男という概念は出てこないからである。

(14) 「わたしには息子が二人います。和男と茂樹です」
　　　「三男さんはどちらですか」

という談話は，このままでは，成り立たない。

3　新しい情報

「は」のことを問題にするのであれば，むしろ，次の (15) のような例をどう扱うかのほうがずっと深刻である。

(15) 「一郎と次郎と三郎の中で一番背が高いのは誰ですか」
　　 a.　（一番背が高いのは）次郎です
　　 b.　次郎が一番背が高い
　　 c.　次郎は一番背が高い

(15a-c) の応答のうち，(a) と (b) は適切な応答として成立するが，(c) は不適格である。「次郎」という表現はすでに問いの中で用いられているのだから，それ自体は古い情報として登録済みの情報のはずである。だから，次郎に「は」を付けるのが当然であると思われるのだが，現実には「は」を用いた (c) の文は，この文脈では，不適格である。

　もし「次郎」を文頭に置くのであれば，(b) のように「が」を

用いなければ，この文脈には適合しない。どうしてこういうことになるのであろうか。

「が」は，一般に，聞き手に予測できない新しい情報を表す標識であるとされている。とすると，「次郎」が新しい情報として扱われていることになるが，どうして既出の情報が新しい情報になるのだろうか。これが長年，国語学者をはじめとする日本語研究者を悩ませてきた問題である。

「次郎」が古い情報として扱われると不適格になるのであるから，これは新しい情報を表すと考える以外にない。では何が新しい情報なのだろうか。結論を先に述べると，三つの選択肢（一郎，次郎，三郎）の中から次郎が選ばれたという点に情報としての新しさがある。選択肢が何であるかということと，そのうちのどれが選ばれるかということは，別の問題である。選択肢自体は登録済みの古い情報であっても，その中からある特定のものが選ばれれば，まさにそれが選ばれたという点が新しい情報となる。

換言すれば，一方に条件があり，もう一方にその条件を満たす可能性のある複数の選択肢がある場合，その中から一つの選択肢が選択されることによって，はじめて，聞き手に予測できなかった（したがって知りたかった）結びつきが提示されることになる。この結びつきこそが，新しい情報である。これを図示すれば次の (16) のようになる。

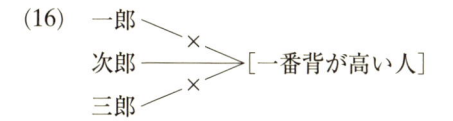

(16) 　一郎 ＼
　　　　　　 ×
　　　　次郎 ──────→［一番背が高い人］
　　　　　　 ×
　　　　三郎 ／

(15b) の回答文は選択肢を文頭に置き，条件を文末に置いてい

るのでこのような語順になるが，(15a)のような語順でも何が新しい情報であるかという点は同じである。「一番背が高い人」という条件を充足する選択肢として「次郎」が選ばれて，その結果，二つの概念が結びつく，その連結が新しい情報である。だから(15b)における「が」は，意味上，「次郎」にだけかかっているのではなく，「次郎」と「一番背が高い（人）」を結びつける役目を果たしているのである。(15b)における「が」は，「次郎」という名詞句自体の情報の新しさを表すのではなく，聞き手に予測できない要素間の結びつきの新しさを表しているということになる。

以上の論点を次の(17)の例で確認しておこう。

(17) 今度の市長選には相川氏，井上氏，内田氏の三名が立候補しましたが，
 a. 当選したのは相川氏でした
 b. 相川氏が当選しました
 c. 相川氏は当選しました

(17a)で「は」が用いられているのは，「当選」という概念が「選挙」という概念に付随して古い情報として位置づけられているからであり，(17b)で「が」が用いられているのは，三名の立候補者のうち相川氏が選ばれたという点が新しい情報になっているからである。

「が」は，文を構成する要素の間の，事前には予測不可能であった結びつきを表す。換言すれば，「が」は文全体の構成が新しい情報であることを表す標識である。それにたいして，「は」は，それと組み合わさっている名詞句の内容が古い情報であることを表す標識であり，その作用域は文の一構成要素（すなわち当該の

名詞句）のみに限定される。

　文全体を作用域とする「が」と，文の一構成要素を作用域とする「は」は，さらに別の言い方をすれば，聞き手の視点を広狭異なる範囲に固定させるはたらきをしている，ともいえる。すなわち，「は」は，聞き手の視点を特定の名詞句に固定し，そこから目を離さずに文を解釈するよう求める。それにたいして，「が」は，はじめから文全体をまるごと視野におさめて事態を把握するよう求めるのである。

　この「が」の姿がはっきりあらわれている例を見てみよう。

(18)　あっ，子どもが飛び出した！

　突然起こった出来事を描写する場合，まずはじめは，その出来事全体をまるごと提示するであろう。それによって，聞き手はこれまでの事態からは予測できない何事かが起こったことを理解することができる。このような場合にこそ，文全体をまるごと視野におさめて事態を把握するよう求める「が」の役割が存分に生かされるのである。

　ここに興味深い報告がある。ある小学校の授業で次の (19) のような質問が出されたという（実は，この話が実話であるかどうか疑わしいところがあるのだが，いまは例文だけを問題にする）。

(19)　雪がとけたら何になりますか

　この質問にたいしてほとんどの子どもは「水になります」と答えたが，ただ一人「春になります」と答えた女の子がいたという。そしてこの子の答えは，小学校の授業という脈絡で当然予想され

るように，誤りとなった。

しかしながら，言語学的には，この女の子の答えは (19) の問いの答えとしては排除できないものである。なぜならば，「雪がとけたら」という表現には「が」が用いられており，したがって，雪に視点が固定されているのではなく，雪がとけるという状況全体を展望しているように解釈されるからである。だから，そういう状況になったらどうなりますかと問われて，かかる状況の結果生ずるのは「春」である，と答えることは不可能ではないのである。

別の例で見てみよう。

(20) a.　日が沈むと夜になる
　　 b. *日は沈むと夜になる

「日が沈むと」というのは「太陽が沈むという状況になると」の意として解釈できる。そういう状況になれば暗くなるから，夜になる，という論理は成り立つ。それにたいして「日は沈むと」というのは，「日」に視点が固定されるからこれは太陽の意味になり，太陽そのものは沈んでも太陽のままであり，夜になることはないのである。

この女の子が知的障害児だということであるが，だからといって，この子の答えが (19) の形式で表された問いの答えとして排除できないものである点に変わりはない。「春になる」という答えを排除するには，雪に視点を固定して，次の (21) のように「は」を用いた形式を用いなければならなかったのである。

(21)　雪はとけたら何になりますか

「固定されるべき視点の広さのちがい」という角度から「は」と「が」を区別する見方は、名詞句自体の情報の新旧という角度から「は」と「が」を区別しようとする従来の見方より数歩前進しているといえる。というのは、視点の広狭を一次概念とすれば、この二つの助詞の表す情報の新旧は、いわば系のごとくにおのずと導き出されるからであり、また、情報の新旧では正しく捉えられない問題を、視点の広狭はきれいに捉えることができるからである。

視点を狭く固定すれば、その部分を他の部分から切り離して、閉じた世界を作る。閉じた世界というのは内容の固まった世界ということであり、すなわち既知の内容ということである。したがって古い情報となる。一方、視点が（文全体に）広く固定された場合は、その中の特定の要素を孤立させているのではないから、どこにも閉じた世界は生まれてこない。いわば、大きな窓枠を用意して、その中にある状況なり事態をまるごと取り入れたといったありようである。したがって、新しい情報という性質と結びつく。

ただし、ここで見落としてはならない重要な点がある。視点が文全体に固定された場合、たしかに文の一部分を閉じるということはないけれども、文全体を閉じるということはありうる。つまり、文全体を既知の内容として提示する場合がありうるということである。同じ「が」が、ある場合は新しい情報を表し、ある場合は古い情報を表すというと、一見矛盾しているようにみえるが、このような例はごくふつうに存在する。

次の (22) の例を見てみよう。

(22) 山田さんは［相川さんが来ていることに］気がついていないようです

さきに触れたように、「気がつく」という動詞は、あることがらがすでに事実として確定していなければ用いることはできない。だからこの文では、相川さんが来ているということは古い情報（前提的事実）として聞き手にも了解済みの内容である。そういう内容を表す文に「が」が用いられているのである。ということは、たしかに「が」が文全体を古い情報として表す場合があるということである。情報の新旧だけで「が」を特徴づけようとすると、このような例ですぐ行き詰まってしまうのである。

「固定されるべき視点の広狭」という概念は、二つの「が」を統一的に捉えることができる。固定されるべき視点を文全体に広くとるということは、一方では、その中に閉じた世界を作らないということであり、また一方では、文全体をまるごと閉じるということである。前者の解釈になれば文全体が新情報となり（つまり構成要素間のつながりが新しい情報として提示されることとなり）、後者の解釈になれば文全体が旧情報となる。このかぎりにおいて、「が」の意味機能は首尾一貫している。したがって、「は」と「が」は情報の新旧という観点からではなく、固定されるべき視点の広狭という観点から捉えることによって、はじめて首尾一貫した説明が可能になるのである。

4　失語症と情報構造

ここで、失語症患者の「は」と「が」の「誤用」について触れて

おくことも有益かと思われる。次の資料は、脳梗塞が原因で失語症になった発症当時41歳の男性の検査結果の一部である。患者は四コマ漫画の筋を説明するよう指示されていた。

指示「この漫画の筋を説明してください。(例を指さしながら)ここに男の人がいますね。(第一コマ目を指さして)ここから続きを話してください。」

(23)

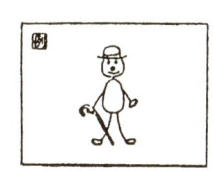

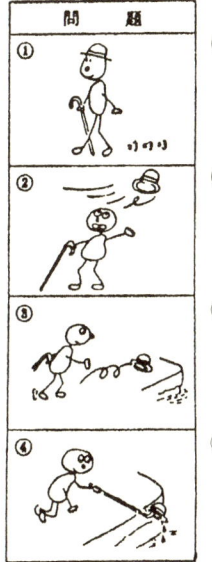

① えーと えーと この あの あの えー あのう 帽子をかぶってる 杖をついてる あのう んー 男の人が 杖で歩く

② あ，これは あー ヒューヒューで 帽子をとばされた

③ うえで 男の人が ヒューヒュー 帽子をとばれた あのう 水の上で 男の人が 杖で 帽子を 取りに行く

④ あのう 水に あの びしょびしょで あのう 水に ゆ あのう 帽子を水に えー 杖で えー 水に …浮かばした

(日本高次脳機能障害学会（編著）(2003)より)

患　　者：　男性，42歳
原因疾患：　脳梗塞
発　　症：　平成1年（1989）4月6日
損傷部位：　左F3，中心前回，後回，被殻40，内包

　この発話には，「かぷってる」「帽子をとばれた」など，健常者にはみられない発話もあり，このような発話が登場する原因をさぐる必要もあるが，いまは③に二度出てくる「男の人が」という表現に焦点を絞ってみたい。

　失語症患者が「は」を用いるべきところに「が」を用いることはしばしばあり，けっしてめずらしい現象ではない。多くの場合，このような発話は助詞の「誤り」と判定されている。しかし，わたくしはこのような判定に与（くみ）しがたいものを感じている。

　脳損傷の典型的な症状として，広義の視野狭搾が見られることはよく知られている。「広義の」と言ったのは，視覚視野の狭搾だけではなく，思考視野の狭搾も出現するからである。思考視野の狭搾というのは，全体との関係を把握することに力が及ばないために，目の前の状況を画面いっぱいに広げて，その範囲で完結するような世界を作ろうとする傾向である。この資料に当てはめてみると，患者は，各コマの状況を，その直前のコマとのつながりを断ち切って，それぞれ独立した状況として認識するような行動である。

　もし，患者がこの漫画をそのように認識しているならば，一人の登場人物に視点を固定して，その人物を中心に展開される連続的な出来事としてこの漫画を解釈しているのではないことになるから，各コマの主体に付けられる助詞は，当然，「が」になる。そうであるならば，そのような場合の「が」の使用は「誤り」で

はなく，それ自体では患者の認識を正しく反映しているということになるであろう。患者は自身が認識したとおりに正しく表現しているということになるのである。

そうすると，これは，言語の問題ではなく，認識の問題であるということになってくるであろう。失語症は言語そのものの障害であると思われがちであるが，それを証明する確たる証拠はいまだ提出されていないという事実を，あらためて想起しなければならない。

5 「はい」と「いいえ」

情報の新旧についていま少しちがった角度から眺めてみよう。日本語は情報の新旧にきわめて敏感な言語である。「は」と「が」については，情報の新旧という角度より，「固定されるべき視点の広狭」という角度から分析するほうがよいと思われるが，質問にたいする答え方などに関しては，明確に情報の新旧が決定権を握っている。

次の二種類の質疑応答文を見てみよう。

(24) 「行ったのですか」
　　a. はい，行きました
　　b. いいえ，行きませんでした
(25) 「行かなかったのですか」
　　a. はい，行きませんでした
　　b. いいえ，行きました

(24a) の「はい」は肯定文を従え，(25a) の「はい」は否定文を

従えている。また (24b) の「いいえ」は否定文を従え，(25b) の「いいえ」は肯定文を従えている。つまり，日本語の「はい」と「いいえ」は形としての肯定・否定の区別に対応しているのではないということになる。

　一方，(24) と (25) に対応する英語表現はそれぞれ次の (26) と (27) である。yes はつねに肯定形と一緒に用いられ，no はつねに否定形と一緒に用いられている。

(26)　Did you go?　（行ったのですか）
　　　Yes, I did.　（はい，行きました）
　　　No, I didn't.　（いいえ，行きませんでした）
(27)　Didn't you go?　（行かなかったのですか）
　　　No, I didn't.　（はい，行きませんでした）
　　　Yes, I did.　（いいえ，行きました）

「行ったのですか」という問いは，「行く／行った」という肯定内容を確認するためのものである。なにかを確認するには確認の時点に先だって確認の対象になることがらが存在していなければならない。この問いを発する時点において，話し手は，相手がある所へ行く（行った）という情報を事前に得ており，それを確かめるためにこの問いを発しているのである。したがって，この問いを発する時点において，「行く／行った」というような肯定的な内容は，古い情報として位置づけられていることになる。事実がその古い情報どおりであれば「はい」と答え，ちがっている場合は「いいえ」と答える。

　一方，「行かなかったのですか」という問いは，「行かなかった」という主旨の否定的な内容を確認するためのものである。した

がって，確認する時点においてこの否定的な内容が古い情報として位置づけられていなければならない。つまり，相手がある所へ行くはずであったのに行かなかった（らしい）という情報を事前に得て，それを確かめるために発せられているのである。実際に行かなかったのなら「はい」と答え，それが事実に反する場合には「いいえ（行きましたよ）」と答えるのである。

　日本語の「はい」と「いいえ」は，肯定・否定という表現形式に対応しているのではなく，質問の中で古い情報として扱われていることがらに同調するか否か，という点を基準として用いられるのである。

　日本語のほとんどの方言では以上のような原理にもとづいて「はい」と「いいえ」が用いられる。ただ，中には応答表現が英語と同じ原理にもとづいて用いられる方言もある。

　岩手県大船渡市周辺の気仙地方のことばに「はぁ」と「うんつぇ」がある。「はぁ」は英語の yes に対応し，「うんつぇ」は no に対応する。他の日本語方言の「はい」と「いいえ」には対応しない。つまり，「はぁ」はつねに肯定文を従え，「うんつぇ」はつねに否定文を従える。次の諸例は病院での診察風景である（山浦 (1986) より引用）。

(28) a.　「のどは痛くない」
　　　　「はぁ」
　　　　「痛いの」
　　　　「はぁ」
　　　　（患者は女子高校生。この「はぁ」を「はい」と置き換えたら話は通じない。「痛くない」「はい」「痛いの」

「はい」。患者は「はぁ」と言っているのであるからつねに肯定文を用いているのである。つまり「はぁ，痛い」である。扁桃腺がまっ赤に腫れて，のどが痛くてたまらないのである。)

b. 「変わりぁねぁの（変わりはありませんか）」
「うんつぇ。あんべぁようがすでば，先生」
（「うんつぇ（かわりぁねぁ）」であるから，彦左衛門さんは元気である）

c. 「さつぽくねぁの，まなぐぁ（ちかちか痛くありませんか，目は）」
「うんつぇ，うんつぇ，何てもねぁ（何でもない）」
（亀吉さんもニコニコ答える）

d. 「こごぁいだぐ（痛く）ねぁの」
「うんつぇ，いだぐごぁせん」
「こごぁいだぐねぁの」
「はぁ，いだぁごぁす」
（これはどうも虫垂炎らしい）

6　否　定

　情報の新旧と密接に関連するいま一つの言語現象として否定文がある。「否定文」というのは，「ない」というような否定専用の表現を用いている文を指す。たとえば「脈は正常です」「脈が不規則です」「トマトは嫌いだ」「立ち入りを禁止する」は肯定文，「脈が正常ではない」「脈は不規則ではない」「トマトは好きじゃない」「立ち入ってはならない」は否定文である。否定文である

か否かは否定専用の表現と対になってはじめて用いられる表現と共起するかどうかで判明する。たとえば「だれにも」という表現は否定文でしか用いられない。たとえば「だれにも言わない」は否定文だが,「だれにも黙っている」は日本語として成り立たない。「言わない」は否定形,「黙っている」は肯定形である。

　否定文はなにかを否定するのであるから,否定文が適切に成立するには,否定されることがらがあらかじめ存在していなければならない。いま,警ら中の警察官に職務質問された男がいきなり次のような発言をしたとしよう。

(29)　わたしは三億円強奪事件の犯人ではありません

　この唐突な発言に警察官はたぶん「だれもあなたが三億円強奪事件の犯人だなんて言っていませんよ」というようなことを言うであろう。このやり取りは否定文の成立条件を明確に示している。否定文はなにかを否定するのであるから,否定に先だって否定の対象になることがらが存在していなければならないのである。否定の対象とは,否定文から否定要素を取り除いて構成される肯定文の内容である。つまり否定文は対応する肯定文を下敷きにして成立するのである。

　(29)の文に則していえば,この否定文がまっとうに成立するには「あなたが三億円強奪事件の犯人だ」というような内容の肯定文があらかじめ提示されていなければならない。これを情報の新旧という観点から言い換えると,否定文が成立するには,対応する肯定文が古い情報として存在していなければならない,というようになるであろう。否定文は,対応する肯定文を否定するという形で成立するのである。

しかし，対応する肯定文を否定するというけれども，実際に否定されるのは肯定文全体ではなく，その一部分にすぎない。もう一度 (29) の例を見てみよう。ここで否定されているのは何であろうか。職務質問を受けた「わたし」の存在は否定されない。三億円強奪事件の犯人の存在も否定されない。否定されているのは，わたしと三億円強奪犯との結びつきである。すでに論じたように，この結びつきは対応する肯定文「あなたが三億円強奪事件の犯人だ」における新情報に該当する。つまり，否定文において否定されるのは，その否定文が成立するのに必要であった肯定文の新情報の部分であるということになる。

このことをふまえて，やや唐突に否定文が用いられているように見える例を見てみよう。

(30) 「週末にオートバイで伊豆半島を一周してきます」
　　　「事故を起こさないように気をつけてください」

事故を起こすなどとは一言も言っていないのに，この文脈で「事故を起こさないように」という否定文を用いても違和感のない人が多いようである。どうしてであろうか。別にオートバイという乗り物の定義に「事故を起こす乗り物である」というような内容が含まれているわけではない。そうではなくて，むしろ，この乗り物にたいする世間の通念が絡んでいると考えたほうがよいようである。つまり，オートバイは危ない，オートバイは事故を起こしやすいというような通念である。そうすると，この話者は相手がオートバイのことを話題にした時点で，事故を起こす乗り物であるという通念を当てはめ，それを否定するという形で注意を促しているということになる。オートバイと交通事故とを強く

連想する人にとって，相手がオートバイに乗ると言えば，事故を起こすと言ったのも同然なのかもしれない。随伴する情報は言語的あるいは論理的に含意されるものだけではなく，当該概念にまとわりつく社会通念であってもよいということである。

否定文は対応する肯定文の新情報を否定する。それはそれでよい。では，古い情報を否定することはけっしてないのかというと，原則としては，ない，としてよい。が，これには注釈が必要である。次の (31) の例を見てみよう。

(31) a. 山田さんはみんなに迷惑をかけたことを後悔している

b. 山田さんはみんなに迷惑をかけたことを後悔していない

(31a) においては，山田さんがみんなに迷惑をかけたということを前提にして，そのことを山田さんが後悔しているという内容を新しい情報として加えている。この情報構造をふまえて，(31b) の否定文は，山田さんが後悔しているという新情報の部分を打ち消している。「(あれだけ言われたのだから後悔していると思ったが) 後悔していない」ということである。と同時に，山田さんがみんなに迷惑をかけたということは依然として事実として前提となったままである。したがって，このような例で見るかぎり，古い情報の部分が否定されることはないといってよい。

だが，相手が古い情報と考えている内容自体が不適切である場合には，相手の発言そのものを根底からくつがえすこともできる。たとえば次の (32) のような否定文も可能である。

(32) 山田さんがみんなに迷惑をかけたことを後悔しているということはありません。そもそも山田さんはみんなに迷惑などかけていないのですから。

これは,「否定」というより,むしろ「訂正」と呼ぶほうが適切な機能である。否定は,旧情報を共有しながら相手の発話の新情報の部分を打ち消すのであるが,それは同時に,ある意味で報告あるいは意見の表明という機能を果たすものである。それにたいして,訂正は,相手の発言の出発点にさかのぼって誤りを指摘し,それを直すはたらきをするものである。この二つの機能は形式上は区別しにくいところがあるけれども,機能上は分けて考えておくほうがよいと思われる。

最後にやや高級な例を掲げて,情報の新旧と否定の問題を締めくくりたい。次の文は第2章でもちょっと触れるところのあった英文である。

(33) A whale is no more a fish than a horse is.

この英文はほとんどの英和辞典において「鯨が魚でないのは馬が魚でないのと同様である」とか「鯨だって馬と同様に魚ではない」というように訳されている。たしかに発話の意図はそういう方向にあるのだが,この文自体は「馬は魚だ」と言っているのである。なぜならば,文末の a horse is. は a horse is (a fish). の省略形であり,a horse is (not a fish). の省略形ではないからである。

さらに,この文の前半（主節）も「鯨は魚だ」という内容の肯定文なのである。次の文を見てみよう。

(34) *A whale is no a fish.

　この文は英語の否定文として成り立たない。なぜなら，no という要素は冠詞付きの名詞を修飾することはできず，また動詞も修飾できない。したがって，この no は A whale is a fish. という文のどこにもかからないのである。つまり，(33) の文の前半も肯定文であることになる。
　では，この no は何を否定しているのであろうか。まず，問題となっている否定文全体から否定要素を取り除いてみよう。すると次の (35) のような肯定文が得られる。

(35) A whale is more a fish than a horse is.

　この文は「鯨が魚である」ことと「馬が魚である」ことの程度を比べている。鯨が魚であることと馬が魚であることを比べて，前者のほうが後者より事実としての度合いが大きい，ということを述べているものである。そこで，この文の情報構造であるが，なにかを比較するにはそれに先だって比較の対象が存在していなければならないから，この文では，比較される二つの内容が古い情報として位置づけられる。そしてその二つの内容を比較することが新しい情報になる。したがってこれを否定した文は，まさにこの比較の部分を否定することになる。直訳すれば，「鯨が魚である度合いは馬が魚である度合いより大きいということはありません」となるであろう。要するに「ちがいはありませんよ」ということである。言わんとするところをもっと明確に訳出すれば，「(哺乳類である) 鯨が魚であるというのなら，馬だって魚になってしまいますよ」というくらいになるであろう。つまり，この否

定文は相手の主張がいかにばかげているかを指摘しようとする文なのである。それも相手の主張をいきなり否定するのではなく，むしろ肯定して，しかしあなたの主張を押し進めてゆくと，だれもがばかげていると判断するような主張と五十歩百歩になりますよ，と論駁するのである（この構文をこういう方向に正しく解釈しているのは，手元の辞典では冨山房の『大英和辞典』だけである）。

このような巧みな論理と高度の認識にもとづく文を「鯨が魚でないのは馬が魚でないのと同様である」などと訳したら，身も蓋もない。そういうことを結果としては意図しているのであるが，しかし，「鯨は魚でない」とか「馬は魚でない」とあからさまに言ってしまうと，no という要素が肯定文の旧情報の部分を否定することになり，これは否定文の解釈原理に違反するのである。斎藤 (1978: 111–125) が言うように，この否定文は，「馬は魚だ」という，人を驚かさずにおかないような偽りの肯定命題をあえて相手の発言と並べるところに意味があるのである。

第 6 章

文字と音声

1　言語にとって音声が本来の姿か

　この章の題名として「文字と音声」という表現を掲げたのは，この二つのあいだに考えてみるに値する問題があるからである。が，それ以前に，文字と音声は区別されるべきものであるという考え方を反映している。もちろん，これらを区別すること自体にはなんら問題はない。受信の際，文字は視覚にうったえ，音声は聴覚にうったえるのであり，発信の際は，文字は指運動（と視覚認知）を伴い，音声は発声器官の運動（と聴覚認知）を伴う。また，文字と音声はある程度並行して処理が可能であるが，同時に，一方がある目的に使用されているときには，もう一方を重ねて使用することができない。その点で，両者はかなり独立した経路を活用するのであり，同じものとして扱うほうがむしろ無理な話である。

　ところが，文字と音声を区別する場合，性質がちがうから区別するというより，優劣の差があるから区別する，と考える向きもある。文字と音声の区別にそういう価値判断を持ち込む人々が好んで口にするのは，言語の本来的な姿は音声言語であって，書かれた文字はただ音声を写す道具にすぎない，という主張である。この主張は，まともな根拠が示されていないにもかかわらず，広く流布しており，源流をたどってみるとギリシャ・ローマの時代にまでさかのぼる。

　たしかに，文字は一定の成熟度に達した文明の産物であるから，時間的な発生順序からすれば，音声が先で文字が後ということになる。だからといって，言語にとって音声が第一義的なもので文字は副次的なものでしかない，ということにはならない。も

のごとの本質が発生順序で決まるというわけではないからである。また,「音声をもっていない言語はないが,文字をもっていない言語はある」ということから音声至上主義を主張する向きもある。しかし,発声のために使われている声帯や口腔や舌や鼻などは本来,運動,摂食,呼吸,味覚,嗅覚などのための器官であり,それをいわば借用して音声を作り出しているにすぎないのである。

たとえば声帯は,考えてみれば不思議な器官である。声帯は発声器官のおおもとのように思われているが,人間は声を出さなくても生きてゆける。しかし息をしなければ生きてゆけない。にもかかわらず声帯はその息をわざわざ止めるのである。人間が生きる上で息を止める必要のあるときというのは,どういう場合であろうか。「重い物を持ち上げるときなどに上半身を固定するため」と看破したのは安井 (1992: 1-2) であった。しかし,呼吸器病を患ったことのある筆者にはもう少し切実な見方がある。人間が息を止めるときというのは,生きる上で体に力を入れる必要があるときである。重い物を持ち上げるときはもちろん,物を投げるとき,排便するとき,気道内の分泌物や異物を除去するために咳をするとき,いずれも生きる上で必要な原初的な行為であり,それを実現するために,はき出す息(呼気)を一時的に止めて体に力を入れるのである。それが声帯の本来のはたらきである。

人間はそのような装置を借用して音声を作り出しているにすぎない。だから言語にとって音声は外部への伝達用具の一つではあるけれども,取り立てて本質的なものというわけでもないということになる。

あえて断定的に言うが,文字と音声のあいだには,一方が他方

に従属するというような見方をはるかに越える決定的なちがいがある。一例を挙げると、たとえば、どんなに早口の人であっても、わたしたちがふつうに黙読する速さにはかなわないという事実がある。家であれ電車の中であれ、わたしたちが新聞などを読むとき、その活字を目で追う速さは一般に想像されるよりはるかに高速である。活字を目で追う速さで話すことは不可能に近い。逆にいうと、非常に早口で話をしている人のことばでも、それを目で追うと比較的ゆっくりした黙読になる。その速度比は最大で三倍にまで広がるという。三倍というのは、もはや程度のちがいというより、質のちがいであるといってよい。

　単純にこの事実一つをとってみても、それでもなお、文字は音声を写す道具にすぎないと言い続けることができるであろうか。文字と音声は言語表現の意味を外部に伝達するための表現手段であり、その点で区別されるべきものである。優劣といった価値判断を持ち込んで、音声言語が本来的で、書かれた文字は二次的なものであるとする考え方は、たんなる思い込みにすぎない。以下、文字と音声の関係について考えていくが、このような思い込みによる価値判断は持ち込まず、白紙の状態から出発したい。

2　文字と音声のズレ

　文字と音声の関係でとくに問題になるのは、この二つが一対一に対応しているとはかぎらないという点である。もともと文字が発明された当初は、一つの文字には一つの音声（読み方）が対応していた。つまり、ある文字は、どこに生じていようと、つねに同じ読み方をしていたのである。ところが、ある程度年月が過ぎ

ていくと，一対一の対応がゆるみ，一つの文字に複数の読み方が対応したり，一つの音声に複数の文字が対応するという状態が生まれる。これは，つづり字が確立して比較的長い年月が経過した言語では例外なく見られる現象である。

たとえば英語では，次の (1) に挙げる語の下線部の t は読み方がすべて異なる。

(1) time [t]
   station [ʃ]
   question [tʃ]

time や，station の最初の t は [t] と読まれるが，station の二番目の t は [ʃ] と読まれる。question の t は church などの ch の発音 [tʃ] と同じである。つまり英語には t という文字に少なくとも三つの読み方がある。逆に，[ʃ] という音声には sh という二重文字だけではなく，t の文字も対応していることになる。[tʃ] の発音についても事情は同じである。

日本語の場合は助詞の「は」，「へ」，「を」などの読み方がすぐに思い出される。「は」という文字は [ha] と読むことになっているが，助詞として用いられた場合は [wa] と読む。「へ」についても同様で，[he] と読むことになっているこの文字が助詞として用いられると [e] と読む。「を」については，現代かなづかいでは，語頭や語中では用いられず，必ず語の直後に置かれる（つまり助詞としてのみ用いられる）ことになっている。そして読み方は [o] である。もちろん [o] には「お」という文字がもともと対応している。この関係を次の (2) に示してみよう。

(2)
は < [ha]
　　 [wa] ──── わ

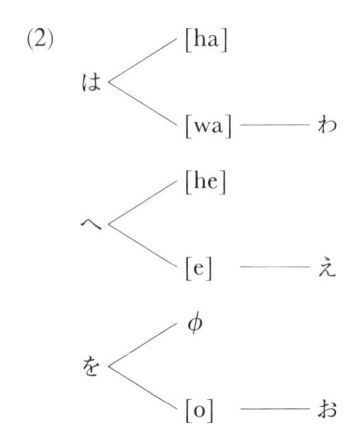

へ < [he]
　　 [e] ──── え

を < φ
　　 [o] ──── お

　例として英語と日本語を挙げたけれども，当の言語社会で文字が確立して比較的長い年月（推測を交えて言うと，およそ 500 年以上）がたっている言語にあっては，このようなズレはふつうに存在する。ここで注意すべきは，わたしたちはふだんの生活でこのようなズレにほとんど違和感を感じていないし，場合によっては，そこにズレがあるということすら意識していないという点である。つまり，文字と音声（読み方）のズレは，頭のどこかで，自動的に修正されているのである。

　そこで問題になるのは次の二点である。

(3) a.　なぜ文字と発音（読み方）がずれたのか
　　 b.　一つの文字に複数の読み方がある場合，その読み方のあいだにはどのような関係があるのか

　(3a) について考えてみよう。文字は印刷術の発明により固定化が進んだ。したがって，文字を変えることはたいへんむずかしくなった。教育制度の確立もこれに拍車をかけた。文字を変える

ことは個人のレベルを越えている。わが国で昭和21年まで使われていた「歴史かなづかい」の寿命が1,000年を越えていたことなどが思い起こされる。それにたいして，音声は比較的変化しやすい。たとえば，こんにち，「会議」という語を［カイギ］と発音するのが一般的であり，「クワイギ」[kwaigi] と発音する人はあまりいないであろう。しかし数十年前まではカの子音を [kw] で発音する人が少なくなかったのである。その反対の例としては [f] の発音が挙げられる。こんにち，film という英語の単語を，英語まがいに［フィルム］と発音する人が多くなってきているが，つい数十年前までは［フイルム］のように読んでいたのである。つまり，文字は固定的で，発音は流動的であるがゆえに，いつのまにか二つはずれていくのである。仮に，まったくズレのないつづり字があるとすれば，それは制定されて間もないつづり字であるということになる。

(3b) についてはどうだろう。もともと，文字がつくられた当時は「文字どおり」読んでいた。「は」は [wa] ではなかったし，「を」も [o] ではなかった。それが今から1,000年ほど前の平安時代の中期ごろからズレはじめた。次の (4) にその推移をながめてみることにしよう。

今から1,000年ほど前の平安時代中期に，語頭以外の位置のは行音がすべてわ行音に推移した ((4) の図のは行からわ行への推移)。続いて，そのわ行音のうちい段の「ゐ」[wi] とえ段の「ゑ」[we] が，あ行音の「い」[i] と「え」[e] に推移した。う段のわ行音 [wu] は具体的な音として存在していたかどうか不明であり，は行の「ふ」が現象的にはわ行を通り越して直接あ行の「う」に推移していった形になる。さらに続いて，あ行の「え」が

(4)

	あ段	い段	う段	え段	お段
は行音	は Φa ↓	ひ Φi ↓	ふ Φu ↓	へ Φe ↓	ほ Φo ↓
わ行音	わ wa	ゐ wi ↓	— (wu)	ゑ we ↓	を wo ①↓↑
あ行音	あ a	い i	う u	え e ↓↑②	お o
や行音	や ja	— (ji)	ゆ ju	ヱ je	よ jo

注　無印の矢印は平安中期の推移
　　矢印①（「を」から「お」へ）は室町末期の推移
　　矢印②（「ヱ」から「え」へ）は江戸時代の推移

や行の「ヱ」[je] に推移した。お段については一部推移の方向が逆になっている。わ行からあ行へではなく，あ行からわ行へと推移したのである。つまり，わ行の「を」[wo] が「ほ」[Φo] と「お」[o] を吸収したのである。要するに，あ段については「は」が「わ」に吸収され，い段については「ひ」と「ゐ」が「い」に吸収され，う段については「ふ」が「う」に吸収され，え段については「へ」「ゑ」「え」が「ヱ」に吸収され，お段については「ほ」と「お」が「を」に吸収されていったのである。

　この推移の具体的な結末は簡単である。語頭以外の位置に矢印の出発点の文字があれば，それを矢印の到着点の文字の発音で読

むようになったということである。その対応関係は次の (5) のようになる。

(5) 「は」 ───────────→ 「わ」[wa]
　　「ひ」「ゐ」 ─────────→ 「い」[i]
　　「ふ」 ───────────→ 「う」[u]
　　「へ」「ゑ」「え」 ──────→ 「ヱ」[je]
　　「ほ」「お」 ─────────→ 「を」[wo]

したがって，次に挙げるように，一つの語に二つ以上のつづり字があっても読み方は同じであるということになる。

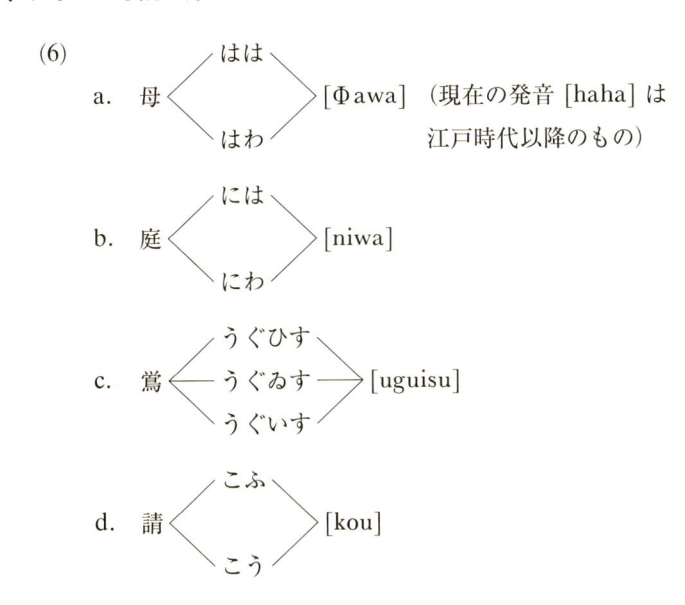

(6) a. 母 ⟨ はは / はわ ⟩ [Φawa]　（現在の発音 [haha] は江戸時代以降のもの）

　　b. 庭 ⟨ には / にわ ⟩ [niwa]

　　c. 鶯 ⟨ うぐひす / うぐゐす / うぐいす ⟩ [uguisu]

　　d. 請 ⟨ こふ / こう ⟩ [kou]

e. 苗 ⟨ なへ / なゑ / なえ / なヱ ⟩ [naje]

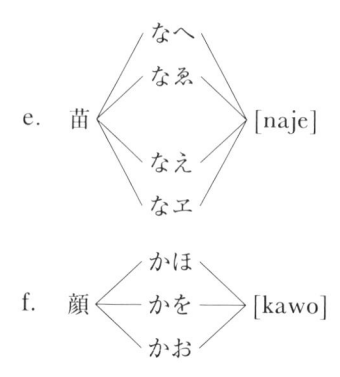

f. 顔 ⟨ かほ / かを / かお ⟩ [kawo]

　この推移はまだ終わらない。やがて鎌倉時代を経て，今から500年ほど前，室町時代も終わろうとするころ，「ほ」と「お」を吸収していた「を」があ行の「お」に推移する（(4)の図，矢印の①の推移）。一度消失した「お」[o] が復活したのである。この段階で上記 (6f) の「かほ」「かを」「かお」が次の (7) のようにすべて [kao] という読み方になった。

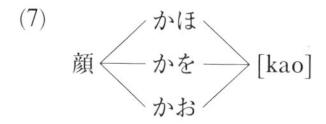

(7) 顔 ⟨ かほ / かを / かお ⟩ [kao]

　さらに時代を下って，いまから200年ほど前に，は行，わ行，あ行の各え段の音を吸収していたや行の「ヱ」[je] があ行の「え」[e] に推移した（(4)の図，矢印の②の推移）。この段階で (6e) の「なへ」「なゑ」「なえ」「なヱ」は次の (8) のようにすべて [nae] という読み方になった。

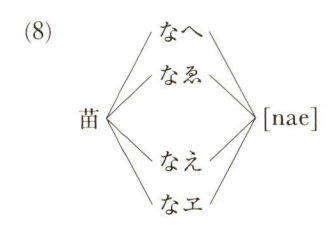

(8)
$$苗 \Big\langle \begin{matrix} なへ \\ なゑ \\ なえ \\ なヱ \end{matrix} \Big\rangle [\mathrm{nae}]$$

ここに至ってようやくすべてのあ行音が復活し，次の (9) に示す音体系になって現在に至っている。この間およそ 800 年である。

(9)

	あ段	い段	う段	え段	お段
は行音	—	—	—	—	—
わ行音	わ	—	—	—	—
あ行音	あ	い	う	え	お
や行音	や	—	ゆ	—	よ

　現在，助詞の「は」を [wa] と読み，「へ」を [e] と読み，「を」を [o] と読むのはこの大変動の名残である。

　この音推移は「は行転呼」と呼ばれているが，その根幹は二つの子音推移から成り立っている。一つは，両唇摩擦音 Φ が滑脱音 w に推移（Φ→w）するものである。当時のは行音は h 音ではなく，「富士山」の「ふ」を発音するときの両唇摩擦音 Φ である。もう一つは，w が，a を除く母音の直前にある場合，消滅する（w→φ）というものである。もちろん，二つの子音推移とも「語頭以外の位置で」という大きな限定がつく。え段とお段についてはさらに複雑な変化が加わっているが，その部分は捨象して，思い

きり割り切った形で「は行転呼」を定式化すると，次の (10) の二つの音韻規則を，この順序で，適用することになる。

(10) a. 語頭以外の位置にあるΦをwに替えなさい。
　　 b. 語頭以外の位置にあるwのうち，aを除く母音の直前にあるものを消しなさい。

この規則の適用例を歴史かなづかいで表記した「うぐゐす」と「うぐひす」で観察してみよう。次の (11) で，ダッシュ記号は当該の音韻規則が「適用されない」の意を表し，φは「ゼロ」つまり消去されるの意とする（以下同様）。

(11)

	うぐゐす	うぐひす
	[uguwisu]	[uguΦisu]
規則 (10a)	—	w
規則 (10b)	φ	φ
	[uguisu]	[uguisu]

規則 (10a) はΦを対象にするので，「うぐゐす」[uguwisu] には適用されない。「うぐひす」[uguΦisu] のΦには適用されてwに替える。次に (10b) が適用されるが，二例のwとも直後の母音がaではないので，適用条件を満たしており，消去される。その結果，二つのつづり字ともに [uguisu]（うぐいす）と発音されるようになる。

別の例として，やはり歴史かなづかいで，「買ふ」という動詞の活用を見てみよう。

(12) かはない　　かひます　　かふ　　かへ
[kaΦanai]　[kaΦimasu]　[kaΦu]　[kaΦe]

規則(10a)　　w　　　　w　　　　w　　　w
規則(10b)　　—　　　　φ　　　　φ　　　φ

[kawanai]　[kaimasu]　[kau]　[kae]
（かわない）（かいます）（かう）（かえ）

語中にあるΦはすべてwに替えられ，そのうちa以外の母音の前に生ずることになるwが消去されるのである。

3 過去の言語変化は現在も活動している

上記(12)の最下段の表記は現代かなづかいである。現代かなづかいは，は行転呼が一応終息した段階の発音に対応している。つまり現在の実際の発音に対応しているのである。ただし，ここには大きな但し書きが付く。

音の推移はたんに過去の遺物ではない。それどころか，その推移が，今まさにわたしたちの頭の中でも起こっていると考えるとたいへんうまく説明できる現象が数多く発見されている。そういう想定の上に立つと，現代かなづかいとその読み方の間に意外な事実が浮かび上がってくるのである。わたしたちは，たとえば「買います」と書いてあれば，これを[kaimasu]と読む。その場合，[i]という音を表す文字「い」が書いてあるから[i]と読んでいるつもりでいる。しかし，(12)に示した派生が現在のわたしたちの頭の中でも起こっているとするならば，実際は，派生の

過程でΦをwに替え，そのwを消去するという二つのプロセスを経て [i] と読まれているのであり，「い」と書いてあるから [i] と読んでいるといった単純な対応ではないということになる。象徴的にいえば，たとえば歴史かなづかいで書かれている古文を読んでいるとき，わたしたちの頭の中では800年もかかった音推移が一瞬にして起こっている，というようなことになるのである。

　このような見解にたいして，次のような疑問が生ずるかもしれない。現代かなづかいで教育を受けた者が歴史かなづかいを（現代の発音で）読むことができるのは，それを自動修正する音韻規則が作動しているからではなくて，学校で読み方を習ったからではないか。つまり，知識として習ったからこそ，つづり字と読み方のズレを了解しているのではないか，と。

　しかし，教育を受けたかなづかいが歴史かなづかいであろうと現代かなづかいであろうと，また学校で古文を勉強していようといなかろうと，そういうことには関係なく，上記 (10a) と (10b) の二つの規則が現代日本語において（つまり現代日本語の話者の頭の中で）りっぱに作動している証拠がある。

4　日本語は子音で終わる言語である

　まず (10b) の規則（w→φ）に関してであるが，これには日本語の動詞の語幹の問題がかかわっている。語幹というのは活用などの変化部を除いた残部をいう。いくつかの動詞の活用を略式の音声記号で表記したものを次の (13) に掲げる。

(13) a. 読む   b. 書く

　　　jom | anai   kak | anai
　　　jom | imasu   kak | imasu
　　　jom | u   kak | u
　　　jom | eba   kak | eba
　　　jom | e   kak | e
　　　jom | o   kak | o

　　c. 話す   d. ころぶ

　　　hanas | anai   korob | anai
　　　hanas | imasu   korob | imasu
　　　hanas | u   korob | u
　　　hanas | eba   korob | eba
　　　hanas | e   korob | e
　　　hanas | o   korob | o

縦線は語幹と活用変化部とを区切ったものである。ここで注目されるのは，語幹がすべて子音で終わっているということである。しばしば，日本語は母音で終わる言語であるといわれることがあるが，こと動詞の語幹に関しては，母音ではなく子音で終わるのである。

このことをふまえて，再度「買う」という動詞の活用を見てみよう。

(14)　買う
　　　ka | wanai
　　　ka | imasu

ka	u
ka	e
ka	eba
ka	o

　ここで縦線は，変化している部分とそうでない部分とを分けるものである。ところが，この例では，語幹が，子音ではなく，すべて母音の a で終わっている。ということは，母音で終わる動詞語幹もあるのかということになるが，(13) に掲げたような子音の終わり方もただごとではないとみるべきである。こういう一見相反するような観察結果をじっと見比べてみると，(14) の活用変化部にはもう一つ別の分け方がありうることに気づいてくる。それは次の (15) のような分け方である。

(15)　買う

kaw	anai
ka	imasu
ka	u
ka	eba
ka	e
ka	o

　この分け方は，動詞の語幹は子音で終わるという一方の事実にできるだけ矛盾しないように調整してみたものである。この場合，たしかに，「買わない」[kawanai] に関しては子音（正確には，母音でない音）の w で終わっているように設定できるが，そのほかの活用に関しては依然として母音で終わっている。とこ

ろが，w が生じている環境と生じていない環境をこれまたじっと観察していると，どこかで見たような景色があらわれてくる。w が生じているのは a という母音の前であり，それ以外の母音の前では w は生じていないのである。これはまさしく (10b) の規則が適用された結果と一致する。

　このことは「買う」という動詞にのみあてはまるのではない。たとえば「救う」という動詞などもまったく同じ姿を呈する。

(16)　救う
　　　sukuw	｜anai
　　　suku	｜imasu
　　　suku	｜u
　　　suku	｜e
　　　suku	｜eba
　　　suku	｜o

ここでも a という母音の前にのみ w があらわれ，それ以外の母音の前ではあらわれていない。ここまでくると，もはや偶然の一致とはいえなくなるであろう。そうすると，「買う」も「救う」も，他の動詞と同様，語幹に子音（この場合は w）を想定し，それが (10b) の規則によって，a 以外の母音の前で消去されたというように考えなければならなくなってくる。つまり，(15) や (16) に先だつ段階の音韻表示は次の (17) のようなものを想定することになるのである。

(17)　買う　　　　　　　　　救う

kaw	anai	sukuw	anai
kaw	imasu	sukuw	imasu
kaw	u	sukuw	u
kaw	e	sukuw	e
kaw	eba	sukuw	eba
kaw	o	sukuw	o

　以上のことから，上でも触れたように，「買います」と書いてあるから [kaimasu] と読み，「買う」と書いてあるから [kau] と読んでいる，というわけではないということがいっそうはっきりするであろう。現代かなづかいで育ち，歴史かなづかいを知らない人でも，頭の中で自動的に w を消去しているのである。

　次に (10a) の規則（Φ→w）であるが，これについては，わずかに助詞の「は」と「へ」の読み方にほそぼそと生き続けている。「は」も「へ」もそれ自体では [ha], [he] と読むことになっているが，助詞として用いられた場合は，現代かなづかいでも，[wa], [e] と読む。「助詞として用いられた場合」というのは「語頭以外の位置で用いられた場合」というのと等価である。したがって，「は」についてはΦが w に替えられて [wa] となり，「へ」についてはΦが w に替えられたのち，a ではない母音が後続しているので (10a) の規則が適用されて，その w が消去される。結果，[e] となる。

　もちろん，現代のは行音の子音は平安時代のものとは異なっている。現代のは行音の読み方は次の (18) に示すようになっている。

(18)　は　ひ　ふ　へ　ほ
　　　 ha　çi　Φu　he　ho

このうち，ふの場合だけが両唇摩擦音Φ音で，それ以外は，ç音とh音である。çはhが母音のiの前舌性に同化されて調音点が口蓋部まで前進した音であり，本来的にはhであるとしてよい。またΦとhについては，Φは調音点が口腔の最前方（唇）にあり，hの場合は喉の奥にあるというちがいがあるだけで，それ以外の性質は同じである。したがって，Φとhは同類の音とみなしてよい。そうすると，は行の子音自体の変化につれて，(10a)の規則も次の(19)のように変化してきたと考えることができる。

(19)　語頭以外の位置にあるhをwに替えなさい。

あるいは，Φ音は依然として存在しているのであるから，(10a)が(19)に変化したというのではなく，(10a)の規則はそのまま存在し，その変異形として(19)の規則をもつようになったと考えることもできる。どちらの考え方が妥当であるかはこれから先の研究を待たなければならないが，いずれであるにしても，(10a)の規則と(19)の規則は同類であるということにかわりはない。

5　脳は歴史かなづかいと現代かなづかいを区別しない

以上，少し細かなところまで踏み込んで文字と音声の問題を考えてきたが，あらためて全体を見渡してみると，いくつかの重要な知見が得られる。

まず，過去何百年もかかった音の変化が現在のわたしたちの頭の中で一瞬に起こっているということが正しければ，大脳の神経系のどこかに体系的に納められている言語が，個人のレベルを超えた長大な時間の集積であるということになる。つまり，わたしたちは個人としては時空間的に限られた存在であるが，その中に内蔵されている言語知識は，個体の消滅を乗り越えてずっと生き続けてきた存在であるということになる。比喩的な意味ではなく，文字どおりの意味において，わたしたちは自身の脳の中に遠い過去の出来事を記憶しているのである。

　また，文字とその読み方がずれていても，音韻規則で自動的に修正されているならば，そのズレ方はでたらめではないということになる。そうであるならば，そのようなズレは，放っておいても困ることにはならないものである，ということになるであろう。音韻規則は言語そのもの（すなわち文法）に属するものであり，文法はわたしたちの意識の届かない存在であるから，そのような規則が自動的に適用されても，わたしたちはなんの負担も感じない。それどころか，脳が自動的に運用する装置をあえて止めるようなことがあれば，そちらのほうがむしろ大きな負担を感じるであろう。たとえば，唐突な例であるが，ボクシングの選手は相手のグローブが目の前にせまっても，けっして目をつぶらないように訓練しているという。ふつう，突然目の前になにかがあらわれれば，反射的に目をつぶるであろうが，ボクシングで目をつぶったら，負けてしまう。これは一般に想像されるよりはるかにつらい訓練であるにちがいない。自動的に作動するようになっているものを止めることがどれだけ大変なことであるかを示す一例である。

このような文法の自動性を承知するならば，なぜ，現代かなづかいにおいてもなお歴史かなづかいの一部が継承されているかが知られるであろう。昭和21年，実際の発音とずれているということを最大の理由として，過去1,000年ものあいだ使われてきた歴史かなづかいが廃止され，現代かなづかいが制定された。しかし，なぜか，助詞だけは結果として手つかずであった。現代かなづかいを徹底させようとすれば，たとえば次の(20a)のような表記は(20b)のように改められなければならなかったはずである。

(20) a.　わたしは東京へ行きます
　　 b.　わたしわ東京え行きます

にもかかわらず，結果としては，助詞だけが歴史かなづかいのまま残った。もし「は」「へ」を発音どおりに「わ」「え」と改めたとしたら，どういうことになっていたかというと，は行転呼を構成していた二つの音韻規則のうち(10a)あるいは(19)を完全に止めることになったのである。条件さえ満たされれば自動的に適用されることになっている規則を突然外部から止めてしまうのだから，相当の違和感をおぼえるはずである。この違和感はたんに「慣れ」の問題ではない。なにか根源的なところでの違和感であろう。現代かなづかいの制定にあたって歴史かなづかいを全廃することができなかった背景には，一つには以上のような理由があったと考えることができる。したがって，歴史かなづかいが1,000年ものあいだとくに支障もなく使われ続けてきたには，それなりの理由があったことになる。規則的なズレはそのまま残したほうがかえって読みやすいのである。

そうすると，現代かなづかいは，は行転呼を構成する音韻規則の作動を認めているという点で，歴史かなづかいと本質的には異なっていないということになる。一見したところ，二つのかなづかいはまるで異なった表記法であるかのようにみえるが，言語学的には変異形の域を出ないものである。換言すれば，脳は歴史かなづかいと現代かなづかいを区別していないということである。つづり字の改革を試みた国は多いが，その中で成功したのは日本だけであった。しかし，この事実のカラクリは単純であった。改革されたと称されているつづり字が，改革される前のつづり字と本質的には異なっていなかったのである。

　もちろん現代かなづかいは (10a) と (10b)（あるいは (19)）の適用範囲を大幅に制限している。その当然の帰結として，歴史かなづかいに慣れている人々にとっては，現代かなづかいは使いにくいはずである。高齢者の書記能力の検査には，このあたりの配慮が必要である。

　ヒトの脳は音声に有利なように出来ているわけではない。もちろん，文字に有利なようにも出来ていない。過度に一方の表現形式に依存することがないよう注意が必要である。

第7章

言語と脳──新しい失語症論

この章では，前章までの言語学の知識と知見を総動員して，「失語症」と呼び慣わされている症候群の真の姿を描き出してみたい。そしてその延長線上に，「言語と脳」についていかなることが言いうるかを探ってみたい。

一口に失語症と言ってもいくつかの種類のものがあるが，ここでは「失文法」(agrammatism) と通称されている症状を取り上げることにする。その症状は次のような様相を呈するものである。

> くがつ　じゅう　じゅうごにち　た　たおれて　い　たおれ　う　う　い　いしき　ね　なし　なし　あの　の　のむ　まえ　あの　おしっこ　する　とき　ん　じかく　なし　んん　ま　まえの　けつあつ　たかい　まえ　から　あの　きゅう　きゅうしゃ　あのう　あの　あの　びょういん　はこばれて　い　ええ　あの　まちいしゃ　あの　あの　あのう　うちへ　うちへ　いちへ　あのう　ええと　かなざわ　い　いだい　まあ　まあされ　うん　あの　う　まう　あの　あの　しゅじゅつ　ご　あのう　がちゃがちゃがちゃって　いうの　きこえて　すこお　し　ぶるぶるぶるぶる　あの　から　からだ　あのう　さむい

1　失語症とは

言語の運用は高度の情報認知の上に成り立っている。言語はヒトの大脳皮質の産物であり，ヒトの大脳皮質は情報の統合力とい

う点で他の生物を圧倒している。言語知識の適切な運用は，さまざまな情報を統合し，その絶妙なバランスの上に成り立っている。言語の運用は，まさしく，「全神経系の活動の結果である」(山鳥 (1985: 225)) といってよい。したがって言語知識それ自体は健全であっても，それを運用するために用いられる他の能力に不都合があれば，その結果として言語活動にもふつうでないところがあらわれることは十分予想できることである。言語活動にふつうでないところがあった場合，その原因が言語知識そのものにあるのか，それとも言語知識の運用にかかわる他の能力にあるのか，その見きわめが重要である。

　なにかの事情で脳のある特定の部位に器質的な損傷が起こると，言語の運用にも一定の乱れが生ずることがある。それが「失語症」と呼び慣わされている症状である。「失語症」は，脳血管障害等の基礎疾患の影響が言語の運用面におよんだもので，基礎疾患の病巣部位と病巣範囲に応じてそのあらわれ方がさまざまに変化する症候群である（失語症の概説については，岩田 (1996) や笹沼(編) (1979) の諸論文（とりわけ笹沼論文と神尾論文）が参考になる。いずれも出版年度の古さを感じさせないすぐれた論考である。また失語症になじみのない読者には綿森・原（監修・指導）(1997a, b) のビデオが役に立つだろう）。

　一般に脳損傷にともなって，注意力が散漫になる，情緒が不安定になる，場面に応じて態度を切り替えることができにくくなる，計算能力が低下する，抽象的な視野が狭くなるなどの諸症状があらわれる。これらは概して，細部にひきずられて，調和ある，首尾一貫した全体を構成することが困難になっている状態であるといえる。これを「統合力の低下」と呼ぶことにしよう。

「統合力の低下」に注目するようになったのは，笹沼澄子・神尾昭雄・久保田正人の研究 (Sasanuma, Kamio and Kubota (1990a, b)) に参加する機会をとおしてであったが，この研究成果を自分なりに解釈して，わたくし自身は失語症を概略次のようなものと考える試論を提出したことがある。

(1) 「失語症」とは，大脳皮質の器質的病変によって生ずる認知能力の低下（統合力の低下）をかばいながら言語活動を営む一種のストラテジーである。

ここで「ストラテジー」と言ったのは次の理由による。患者は言語知識を健全に保持しており，しばしば発話中に欠落が指摘されている部分は容易に復元できる部分に限られている。その部分が容易に復元できるものであることを保証したうえで，患者はその部分の復元・解釈を聞き手にゆだね，みずからはその部分を言わずに済ますという形で負担軽減をはかっている，というように考えることができるからである。

このような失語症観は三つの点で従来の諸説と意見を異にする。一つには，失語症は言語知識（すなわち文法）そのものの欠損ないし欠陥ではないと考える点。一つには，失語症を脳損傷の示す一般的症状と不可分の関係にあるものとして明示的に位置づけた点。もう一つには，失語症状自体は「障害」ではなく，ポテンシャルの低下した認知能力を効率よく運用しようとする積極的な活動の一つの姿であると考える点である。

2 失語症に関する基本的事実の再確認

このような失語症観を例証するために、この章では、失語症の言語データを言語学的に厳密に分析する基礎作業に徹してみようと思う。そして、そのような基礎作業をとおして失語症の核心部に迫ってみたいと思う。

失語症の臨床データに関する基本的な事実の中で、とくに強調しておく必要があるのは、次の三点である。

(2) a. 失語症の臨床データは、すべて、特定の回復段階における一過性のものである。つまり、同一話者内での恒常的な再現性がない。
 b. 失語症の臨床データにおいては、厳密な意味で首尾一貫してあらわれる異常はない。ある異常が生ずる傾向にあるというにすぎない。
 c. 通例、失語症の臨床データで問題にされるのは、脱落や誤りなどである。そのようなデータは文法的に正しいデータほどの信頼性がない。

このような事実を素直に受け入れるならば、失語症の臨床データがきわめて不安定で不確実なものであることを認めざるをえないであろう。したがって、こういったデータの性質上、包括的な言語学的失語症理論を構築することは現段階では絶望的であるといっても言い過ぎではない。

ただし、こういった不安定で不確実なデータからでも、反証可能性の低い、最大公約数的な知見を抽出することならば、現段階でも不可能ではない。比較的興味のあるものとしては次のような

ものが挙げられる。

(3) a. 安定状態に達した大人の言語知識はその本質においては壊れない。
  b. 失語症者の「言語障害」なるものは，言語知識の問題ではなく，言語知識の運用の問題である。
  c. 脱落やまちがいなどが生ずる箇所は，通例，統語上の主要部である。
  d. 主要部は旧情報と結びつき，脱落やまちがいなどが生ずる箇所は，患者が本来どういう言語形式を用いるつもりであったかがたやすく復元可能な，旧情報の箇所に限られている。
  e. 失語症者は「正しくまちがえながら」言語活動を行っている。

これらを総合して考えると，失語症状というのは，一般には「障害」と受けとられているけれども，第一義的には，器質的な損傷を受けた脳がその状態の能力の範囲で最大限に言語知識を運用しようとして発動する，いわば自衛的なストラテジーである，とみることもできるのである。本章ではこのことを (3c, d) の「主要部」と「旧情報」に焦点を絞って論ずることにする。

3 「失文法」の発見

日本で言えば大正 2 年の 1913 年，ドイツの医師アーノルド・ピック（Arnold Pick）が，失語症と呼び慣わされている症候群の中のあるタイプのものを，一種の緊急避難的なストラテジーと

みる考えを提出したことがある。ピックが観察した失語症のタイプは、現在のドイツ語話者にその例をとると、次の (4) のようなものである。

(4) Examiner: Wie ist es passiert? Warum sind Sie ins Krankenhaus gekommen?
(大意: どの時どうしましたか。どうして病院に行かれたのですか)
Patient: Ich . ich ah . hab hm . in ah . Pension und ah dann uh . Garag' gearbeit. Ja. Und sagt mir ein Uni-ver-si-täts-pro-fes-sor, "Herr M., das nicht gut." Nicht ah. Garage unten, ja. Und die-die Abgase . nicht gesund. Und ein Jahr später . Schlag. Und ah . früh morgens um sechs Uhr . so. (ここで患者は麻痺の様子を見せる) Hé-Hé-Hé. (ここで患者は意味不明の音を出して、発作の後の話し方を真似てみせる) Und die-die . Frau hat in ah die Frau Doktor ah ... ge hm ... verständigt. Und die Doktor ist gekommen. Sagt, "Ja, das ist ein Schlag." Ja ... Und ah . bald Rettungsauto. Gut . und in ah . ah ... na ... (ここで患者は病院名が思い出せず、何と言っただろうかという素振りを見せ、指を鳴らす) in Krankenhaus ah. Wie heißt denn das?
(大意: ペンションへ行って地下のガレージで仕事をしていました。そうしたところ大学の先生が、「このガ

レージで仕事をするのはよくない。排気ガスで健康を害す」と言いました。一年後,発作がありました。朝早く,ありました。妻が医者を呼んでくれました。その医者は,「たしかに発作です」と言いました。すぐに救急車が来て,病院に連れて行かれました。何という病院でしたっけ?)

Ex: Theresienschlössel.
(テレージエンシュレッセル)

Pt: Ja, Theresienschlössel.(笑) ... Na und ... ah ... drei Monate ich-ich . überhaupt nicht reden. So die? so gut.(ここで患者は麻痺していた手足を指さす) In . Körper gut . nicht reden. Und der erste Wort Scheiße.(笑)

(大意:そうそう,テレージエンシュレッセル。三か月間,何も話せませんでした。体には問題がなかったのですが,話すことができませんでした。最初に出てきた言葉は「こん畜生」でした。)

(以上の発話は全体で2分23秒かかっている)

(Stark and Dressler (1990) より)

このような患者の発話は,ゆっくりで,ぎこちなく,とぎれとぎれで,助動詞,前置詞,限定詞,それに時制を含む屈折要素など文法的機能要素が抜け落ちる傾向にあって,電報文のような文体を思わせるところがある。(4)の発話を整理して,脱落や誤りを明記してみよう。比較のために英語訳も添える。なお,復元したドイツ語において,太括弧【 】で囲まれた表現は,その直前

の表現が文脈上不適切で、本来はこちらを用いるべきであったものを表すものとする(この例では habe が誤りで本来は bin を用いるべきであり、der は das が正しい)。

(5) Examiner: Wie ist es passiert? Warum sind Sie ins Krankenhaus gekommen?

Patient: Ich hab[e] 〚bin〛 in Pension [gegangen] und dann [habe] [ich] [in] [einer] Garag[e] gearbeit[et]. Und [es] sagt mir ein Universitäts professor, "Herr M., das [ist] nicht gut." Nicht. [Diese] Garage [war] unten ja. Und die Abgase [waren/sind] nicht gesund. Und ein Jahr später [habe] [ich] [einen] Schlag [gehabt]. Und früh morgens um sechs Uhr [war] [ich] so. Und die Frau hat in die Frau Doktor geverständigt. Und die [Frau] Doktor ist gekommen. [Sie] sagt, "Ja, das ist ein Schlag." Und bald [ist] [ein] Rettungsauto [gekommen]. Gut, und [ich] [wurde] in [das] Krankenhaus [gebracht]. Wie heisst denn das?

Ex: Theresienschlössel.

Pt: Ja, Theresienschlössel. Na und ah drei Monate [habe] ich überhaupt nicht reden [können]. So [sind (waren)] die [Körperteile] so gut. In [mein] Körper [war] gut, [aber] [ich] [habe] nicht reden [konnen]. Und der 〚das〛 erste Wort [war] Scheisse.

【英訳】

Examiner: How did it happen? Why did you have to go to the hospital?

Patient: I have [gone] (= went) on (my) pension and then [I] worked [in] [a] garage. And a university professor says to me, "Mr. M., that [is] not good." Not. [This] garage [was] below. And the exhaust fumes [were/are] not healthy. And a year later [I] [had] [a] stroke. And early in the morning [I] [was] so (= like this). And my wife notified the (female) doctor. And the doctor came. [She] says, "Yes, that is a stroke." And soon [an] ambulance [came]. Well, and [I] [was] [brought] to [the] hospital. What is that called?

Ex: Theresienschlössel.

Pt: Yes, Theresienschlössel. Well and uh (for) three months I [could] not speak at all. Thus the [parts of the body] [were or are] so good. [My] body [was] healthy, [but] [I] [could] not speak. And the first word [was] shit.

　ピック（A. Pick）はこのような症状を agrammatism と名づけた。agrammatism とは，a- "without" + grammar + ism ということで，「文法を欠いた言語症状」という意である。わが国でもこれを「失文法」と直訳している。「文法を欠く」とか「文法を失う」とはずいぶん荒っぽい言い方であるが，この症状をもう少

していねいに記述すれば,「文法的機能要素の運用に異常が生ずる傾向にある症状」というくらいである。だから「失文法」という名称は事実を正確に反映していない不適切な用語であるのだが,代わりの適当な用語が見つからないので,便宜上,この通称を用いることにする。

この失文法症状を,ピックは,一種のストラテジーとみる考えを提出したのである。

(6) 脳に損傷を受けた失文法の患者の言語行動は「節約の法則」(law of economy) とでも呼ぶべき法則によって支配されており,これにより,屈折語尾などの余剰的な要素を欠く,いわば「緊急用の言語」(Notsprache) を使うことが強要されるのである。(Pick (1913))

失文法の患者に限らず,失語症の患者は脳に器質的損傷を受ける直前まで言語を苦労なく使っており,それがある日突然うまく使えなくなる。そういう人々の絶望感は想像を絶するものがある。このどうにもならない状態で,しかも人前で障害を露呈しなければならない状況で,なんとか言語を運用しようとすると,必要最小限の言語運用になることは理解できる。そういう点からすれば,ピックの考え方は,失語症患者の言語データを綿密に調べてみたことのある人ならば,それほど違和感を感じないのではないかと思われる。

ただし,現在の先端的な文法理論になじんでいる専門家から見れば,ピックの説が明示性に乏しいという点は歪めない。たとえばグロジンスキー (Grodzinsky (1990)) はピックの考え方に一定の共感を示しながらも,いくつかの不備を指摘している。

(7) a. 「節約」の概念があいまいである。
　　b. なぜ「節約」された文体を健常者は使わないのか。
　　c. 患者の発話と健常者の発話の, 文法理論上の関係が示されていない。

　まず, (7a) の,「節約」の概念があいまいであるという点。つまり, どうなっていれば「節約」になるのか。たとえば, 屈折語尾, 限定詞, 前置詞などを抜かすことが, どういう意味で「節約」になるのか, それが定義されていないかぎり, まっとうな仮説にはならないというのである。

　また (7b) のように, そのほうが節約になるなら, なぜ健常者はそれと同じ文体を使わないのか, という疑問も出される。

　とくに問題なのは (7c) である。それまでなんでもなかった人が, ある日, 突然, 言語運用に困ることになるわけであるから, 今の状態は, 当然, それまでの健全な言語運用のどこかに異常が発生したものであると考えなければならない。にもかかわらず,「緊急用の言語」などと, 健常時の言語とは別の言語を想定して, それと入れ替わったかのごとく考えるのはおかしい, というのである。たとえてみれば, 自動車のエンジンの調子がおかしくなったとき, その車はもともと調子のよいエンジンと調子の悪いエンジンの二基を搭載していて, そのときは調子の悪いほうのエンジンを使うようになったのだ, などということは考えられない, というのである。

　いずれの指摘ももっともであると思われる。そこでグロジンスキーはこの問題点を克服するために独自の仮説を提示しているが, ここでは取り上げない (グロジンスキーの仮説の問題点につ

いては久保田 (1991) を参照)。いずれであるにしても，まずはデータの解析が必要である。言語学的に正確な分析を施してから，それにもとづいて評価・判断を下すという順になる。

4 症例を分析する

まず，日本語の失文法患者のデータから見ていくことにしよう。

(8) 発症当時 56 歳の女性（左半球損傷による失文法症状）
はちがつ　なのか　たおれました　ながひばち　すぐ　そば　おふとん　しいて　ありま　そこ　おきあがり　ぱたん　たおれました　こども　はやく　きゅうきゅうしゃ　よびなさい　こどもでも　せんせい　おでんわ　する　かかりつけ　おいしゃさん　きてくれ　すぐ　まついびょういん　にゅういん　しまし　はい　みぎがわが　ふじゆうです　みぎです　みぎききです　ぜんぶ　みぎ　します　じぶん　おもった　あいて　つたえ　ない　いうことも　こどもみたい　しゃべりかた

ここに脱落や誤りの箇所を補って復元すると，発話の根幹はおおよそ次のようなものになる。

(9) 八月七日 [に] 倒れました。長火鉢 [の] すぐそば [に] おふとん（が）敷いてありま [す]。そこ [で] 起き上がり，パタン [と] 倒れました。子ども [に] 早く救急車（を）呼びなさい [と言った]。子どもでも【が】先生

[に] お電話する。かかりつけ [の] お医者さん（が）来てくれ，すぐ松井病院 [に] 入院しまし [た]。はい，右側が不自由です。右です。右利きです。全部（を）右 [で] します。自分 [の] 思った [ことを] 相手 [に] 伝え [られ] ない。言うことも子どもみたい [な] しゃべりかた。

[ ] で囲まれた表現は，落としてはならないもの。( ) で囲まれた表現は，口語では健常者でも落としやすく，また落としてもさしつかえないもの。【 】で囲まれた表現は，その直前の表現（ここでは「でも」）が文脈上不適切で，本来はこちらを用いるべきであったものを表すものとする。

　これを見てすぐ目につくのは，助詞の脱落の多さである。失文法がその発話の文体から「電文体型のブローカ失語」とも呼ばれるゆえんである。

　動詞の活用不能も二か所に見られる。

(10) a.　おふとん（が）敷いてありま [す]
　　 b.　松井病院 [に] 入院しまし [た]

助動詞の脱落も一か所に見られる。可能を表す助動詞「られ」が脱落している。

(11)　自分 [の] 思った [ことを] 相手 [に] 伝え [られ] ない

　このような脱落を目のあたりにすれば，患者は助詞の知識および活用変化の知識に障害がある，あるいはそれらの知識を失った，と判断する人があっても不思議ではない。

しかし,そのような判断には不備があると思われる。脱落ということを問題にするのならば,脱落していないものも問題にしなければならない。つまり,何が脱落し,何が脱落していないか。脱落しているものと脱落していないものはどういう関係にあるのか。脱落は規則的であるか,不規則であるか。そういうことを検討して,はじめて,言語知識そのものの崩壊があったかどうかの判断ができるのである。

　たとえば助詞や活用変化の脱落はたしかに目につくが,すべての助詞や活用変化が一様に脱落しているわけではない。「右側が不自由です」のように正しく使われている例もあるのである。そうすると,これは,知識自体の障害とか欠損というのではなくて,その運用に不都合な面があると考えるべき性質のものであろう。脱落している部分に目を奪われすぎると,そこに脱落があるということを教えてくれる健全な本体を見のがすことになる。

　このことについて重大なことを付け加えておこう。上記(8)(=(9))の発話者は,あとで自分の口頭発話の筆写を見せられ,どこかおかしいと思う箇所があれば訂正してくださいと指示されたとき,括弧で囲ったところを,すべて,正しく,補充したのである。このエピソードの意味するところは重大である。つまり,脳の中に育った言語知識はやすやすと壊れないということを物語っているのである。

　また,助詞が脱落する傾向にあることは認めなければならないが,よく見るとけっして脱落しない助詞もある。一つは動詞と補助動詞を接続する用法の「て」である。この用法の接続助詞「て」は失語症の種類と重症度にかかわらず,脱落した例がない。

(12) a.　敷いてありま［す］
　　 b.　お医者さん（が）来てくれ

この用法の「て」は、「ある」「いる」「くる」「しまう」「やる」「もらう」「くれる」などの補助動詞を動詞と結びつけるものである。

　ちなみに、この用法の「て」が脱落しないことは、Sasanuma, Kamio and Kubota (1990a) ではじめて指摘されたと思うが、この箇所を「『て』は脱落しにくい」と引用する文献もあるようである。「脱落しない」と「脱落しにくい」では大きな違いであるから、失文法の症例を観察できる方はご自身で確認してみるとよいだろう。なお、助詞の「て」一般が脱落しないといっているのではない。「て」のうち (12) に挙げた用法のものが脱落しないというのが、わたくしどもの調査結果である。

　さらに、この章の冒頭（110ページ）に挙げた別の患者のデータでは、「ので」とか「から」のように理由や因果関係を表す接続助詞も脱落しない。また、接続助詞的に用いられる「とき」「まえ」「あと」なども脱落しない。

(13) a.　飲む前
　　 b.　おしっこするとき

このような観察の結果を見ると、脱落の傾向は、「は」「が」「を」「に」「と」「の」といった係助詞や格助詞に集中していることがわかる。

　係助詞や格助詞は、名詞句が文の中で担っている意味上の役割を表すものである。たとえば「は」は、ある名詞句がその文の中ですでに話題として取り上げられていることを表す。「を」は行

為が及ぶ対象を表す。「に」であれば,その文の中で動きあるものが到着する場所として取り上げられていることを表す,といったぐあいである。これらの助詞は,文脈との関係あるいは動詞との関係で何が用いられるか決まってくる。だから文脈がはっきりしていれば,あるいは動詞がはっきりしていれば,係助詞や格助詞がなくても文中の名詞句の役割はおおむねわかるというところもある(「明日　太郎　東京　行く」のような電報文が成立するのはこの理由による)。換言すれば,当該の文の中でどの名詞句にどんな係助詞や格助詞が用いられるかは他の要素から推測可能であり,その意味で係助詞や格助詞は余剰的であるともいえる。

　それにたいして,接続助詞などは他の要素からの推測が不可能で,しかも,これなくして前後の要素は適切に接続せず,意図した意味を表すことができない。たとえば既出 (12) に挙げた類の接続助詞の「て」などは,これを落としてしまうと,日本語として成立しなくなると同時に,そこに何があったかが復元できなくなってしまうのである。次の文は日本語として解釈不能である。

(14) *おふとん [敷いあります]

同じことは「ので」「から」「まえ」「あと」「とき」というような表現についてもいえる。これらを落としてしまうと,もはや復元が困難となる。次の (15) のような文を見てみよう。

(15) a.　飲む自覚なし
　　　b.　おしっこする自覚なし

この文を「(薬を)飲む前に(異変の)自覚がなかった」とか「おしっこするときに(異変の)自覚がなかった」という意味にとれ

るであろうか。そのような意味にはけっしてとれないのである。つまり，この場合は，脱落した要素の復元が不可能であるということである。その点で，接続助詞の類は，文構造をつくるうえで省略や脱落が許されない必須の要素であるといえる。

5　主要部の脱落

　ここで，(8) の例も含めて，これまでさまざまな言語の話者に観察された失文法症状で，脱落や誤りなどが生ずる傾向にあるとされてきた要素を列挙してみることにしよう。

　　(16)　失文法で脱落や誤用が生ずる傾向にある代表的な要素
　　　　時制，限定詞（冠詞，所有格），助動詞，前置詞，接辞，
　　　　後置詞（係助詞，格助詞）

　これらになにか共通点があるだろうか。これらは，従来，名詞や動詞といった主要範疇に付いて補助的なはたらきをする「機能要素」と呼ばれていたものである。そしてどれも見た目には小さな要素ばかりである。が，じつはこの小ささがくせ者である。形態的に小さいからといって，機能上および構造上の役割も小さいということはない。それどころか，ここに挙げられた要素のほとんどは，現在の文法理論では構造上の「主要部」として位置づけられる要素ばかりである。

　言語要素は，通例，どの統語レベルにおいても「主要部」(head) と「補部」(complement) に二分される。主要部とは，言語要素を組み合わせるときの，いわば「主柱」になるものであり，補部はその柱の肉づけとなる部分である。次の (17) の例を見てみよ

う。

(17) 真っ青に澄み切った冬の空

この表現は，[真っ青に澄み切った] という部分が [冬の空] という部分を修飾する構造として分析することができる。[冬の空] が主要部で，[真っ青に澄み切った] が補部である。さらにそれぞれの表現も主要部と補部に分かれる。[真っ青に澄み切った] という表現は [真っ青に] が「澄み切った」を修飾しているから，この表現の内部構造は，「真っ青に」が補部で，「澄み切った」が主要部である。また「冬の空」は「冬の」が「空」を修飾するから，この表現の内部構造は，「冬の」が補部，「空」が主要部となる。この事情を階層的に表記すれば，概略，次の (18) のようになる。

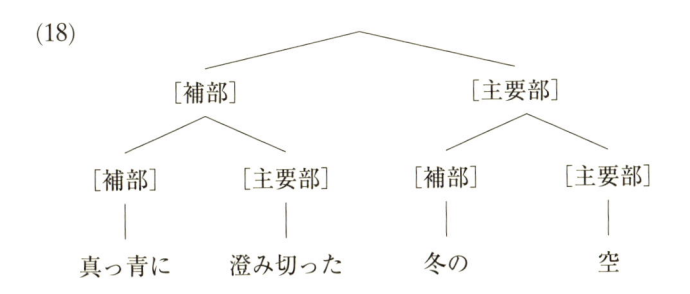

(18)

```
              [補部]                    [主要部]
          ／       ＼              ／        ＼
      [補部]    [主要部]        [補部]     [主要部]
        |          |              |           |
      真っ青に  澄み切った       冬の          空
```

この図から知られるように，主要部と補部は各レベルごとに決定されるものである。ところが，主要部と補部は作用域が異なる。補部はそれと組み合う主要部にのみ関連するもので，その影響の範囲は当該レベルの中にとどまる。(18) の構造において，「真っ青に」は同じレベルの「澄み切った」にのみかかり，「冬の空」に

は関連しない（「真っ青に（冬の）空」では日本語にならない）。それにたいして主要部は，当該レベルの構造をつくるうえでの主柱であると同時に，一つ上のレベルの主要部に関連するものである。(18)の構造において，「澄み切った」はもう一段階上のレベルの主要部である「空」にかかる（主要部同士を結びつけると「澄み切った空」という正しい日本語になる）。

現在知られているかぎりでは，どの言語においても，二，三の構造を除いてほとんどすべての言語表現がこのように主要部と補部に二分される。ここで重要なことは，言語要素間の結びつきが，主要部間で起こるという点である。つまり，言語要素間の結びつきを支えるネットワークの中心は主要部にあるということである。

先にも述べたように，形態上の大きさと構造上の役割の大きさとは関係がない。意外に小さな要素が柱となって大きな構造をつくることもある。たとえば英語において従属節の先頭に that という要素が置かれる場合がある。いわゆる「that 節」である。この that は何と関係しているかというと，後続する節そのものではなく，その節の時制である。that があれば後続する節は時制をもった節であることが必然的に予想できる（that は不定詞節とは共起しない）。そこから節の主要部は時制であることがわかる。そしてその時制を予測させるのが that であるから，that 節全体の主要部は that であることにもなる。これは日本人の英語学習者にはいささか奇異に感じられるかもしれないが，英語では，節に that が付くのではなく，次の (19) に示すように，that に節が付くという構造なのである。

(19)

```
        ∧
   [主要部]   [補部]
     |         |
    that      節
```

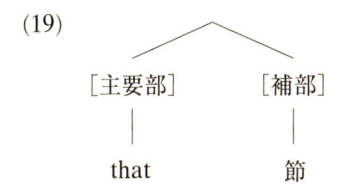

　同様に，動詞と前置詞あるいは後置詞（助詞）の関係も主要部関係である。たとえば，give という動詞は二つある語順のうち一つの語順では to という前置詞を要求し，その他の前置詞は要求しない (e.g. I gave it to John.)。日本語の助詞も同様で，「あげる」という動詞は「わたしはそれをジョンにあげた」となり，目的語の一つに「に」という助詞を要求する。助詞を変えて「わたしはそれをジョンからあげた」とすることはできない。「から」という助詞に変えるのなら，それに応じて「わたしはそれをジョンからもらった」と動詞も変えなければならない。したがって，動詞と前置詞，動詞と助詞も主要部同士の関係であることになる。

　さらにまた，英語では冠詞などの限定詞があれば名詞の存在を必然的に予想させるから，限定詞と名詞もそれぞれが含まれているより大きな要素の主要部である。冠詞が主要部であるなどというと，これまた奇異に感じられるかもしれないが，英語話者にとっては冠詞が名詞句の主要部なのである。このことに関して興味深い指摘がある。

(20)　日本の文法書では "a (an)" の「用法と不使用」を論じるとき「名詞に a がつくかつかないか」あるいは「名詞に a をつけるかつけないか」の問題として取り上げる

のが普通である。ところが，これは非現実的で，とても誤解を招く言い方である。ネイティブ・スピーカーにとって，「名詞に a をつける」という表現は無意味である。英語で話すとき——ものを書くときも，考えるときも——先行して意味的カテゴリーを決めるのは名詞でなく，a の有無である。そのカテゴリーに適切な名詞が選ばれるのはその次である。もし「つける」で表現すれば，「a に名詞をつける」としかいいようがない。「名詞に a をつける」という考え方は，実際には英語の世界には存在しないからである（ピーターセン（1988: 11-12））。

英語のネイティブ・スピーカーにとって限定詞と名詞の関係がどのように感じられているかを端的に語っていて興味深い。英語話者にとっては，限定詞が主要部で名詞が修飾要素なのである（冠詞＋名詞のような表現は，従来，名詞を主要部とする句であるとして「名詞句」という用語を用いていたが，最近では冠詞を含めた限定詞が主要部であるという認識が高まり，「限定詞句」という言い方がふつうになっている）。

主要部の措定に関していま一つ重要な問題がある。それは，主要部と補部の語順である。すでに何度か触れるところがあったように（32-33 ページ，46 ページ），Greenberg (1963) は，世界の言語に，語順に関して一定の相関関係が存在していることを指摘している。その一つに次のような普遍的関係がある。

(21) a. 関係詞節が名詞の前に置かれる言語では，その名詞の文の中での役割を表す要素（日本語では助詞）は名

詞の後に置かれる（つまり後置詞である）。

b. 関係詞節が名詞の後に置かれる言語では，その名詞の文の中での役割を表す要素は名詞の前に置かれる（つまり前置詞である）。

(21a) 型の言語の例は日本語である。(21b) 型の言語の例は英語である。次の例を参照。

(22) a. ［試験に合格した］学生　（前置型関係詞節）
  b. 学生［に］　（後置詞）
  c. the student [who passed the exam]　（後置型関係詞節）
  d. [to] the student　（前置詞）

ここで問題は，(21a) 型言語と (21b) 型言語における二つの語順の関係である。一見したところ，両言語では，主要部と補部の語順が入り乱れているようにみえる。

(23) a. ［試験に合格した］［学生］
    補部　　　　　主部
  b. ［学生］　　［に］
    主要部　　補部
  c. [the student] [who passed the exam]
    主要部　　　　　補部
  d. [to] [the student]
    補部　　主要部

(21a) 型言語においては，先行する関係詞節が名詞を修飾して

いるとすることに異論はないであろう。ただ，従来，助詞は「名詞に付加されるもの」と考えられている。そうすると，一つの言語内で，主要部が前に来る語順と後に来る語順の二種類のものがあることになる。(21b) 型言語においても，もし前置詞が「名詞に付加されるもの」であるならば，ここでもまた主要部と補部の語順に二種類のものがあることになる。

しかしながら，一つの言語において主要部と補部の語順を複数個認めることは，文法の変異度を拡大することになり，第1章で詳述した言語習得の一律性が説明できなくなる。言語がだれにでも簡単に習得できるのは，どの言語の文法もある意味で「画一的」だからであると考える以外に適当な解釈が見あたらない。

前置詞や後置詞は動詞と意味上のつながりを確立させるから，両者は主要部関係にあることになる。そうすると，(23) における後置詞構造と前置詞構造は，次の (24) に示すように，後置詞と前置詞を主要部とする構造が正しいということになる。

(24) a. ［試験に合格した］［学生］
　　　　　補部　　　　　主要部

　　b. ［学生］　［に］
　　　　補部　　主要部

　　c. [the student] [who passed the exam]
　　　　主要部　　　　　　補部

　　d. [to]　[the student]
　　　主要部　　補部

すなわち，(21a) 型言語はつねに補部が主要部の前に生ずる補

部先行型の言語であり，(21b) 型言語はつねに主要部が補部の前に生ずる主要部先行型の言語であるということである。

補部先行型の日本語ではつねに補部＋主要部の語順になるというのであれば，名詞と助詞の関係だけではなく，それ以外の構造についても，これまで想像もしなかった内部構造になることが予想される。

たとえば「完了・未完了」を表す相（アスペクト）の構造上の位置を見てみよう。

(25)　太郎は試験に合格した

この文の場合，文末の「た」は「合格する」という動詞のみにかかるのではなく，むしろ正確には，[太郎が試験に合格する] という命題全体にかかるものである。「太郎が試験に合格する」という命題全体が完了したものとして位置づけられているのである。

また，英語の節は時制が主要部である。たとえば

(26)　John passed the exam.

という文では，[John pass the exam] という命題全体が過去に起きたことを表している。それと同様に，日本語においても，完了を表す要素は動詞単独にかかるのではなく，文全体にかかるのである。そうすると，(25) の構造は概略次のようになる。

(27)　[太郎が試験に合格する] [た]
　　　　　　補部　　　　　　　主要部

もちろん，主要部先行型言語と主要部後行型言語の両方を認め

ること自体も，人間の言語の変異度を大きくする。だから，Kayne (1995) のように，すべての言語は主要部先行型であり，主要部が後行する言語は，抽象的な統語派生の段階で補部が前に出るのではないかと主張する研究者もある。きわめて刺激的で興味深い主張であるが，ここではその問題に立ち入らない。いま重要なことは，主要部を確定することである。その主要部と，失文法で脱落する傾向にある要素とが関連があるらしいというのが目下のテーマである。

具体的なデータの分析に入ろう。

(28) a. Examiner: Would you be willing to tell me something about what it was like when you had a stroke?

(大意：発作が起きたときの様子を教えてください)

Patient: ... I had a . stroke. Blood [pʷɛšr] ... low [pʷɛšr]. Low . blood pressure. Period. Ah ... pass out . uh ... Rosa and I, and . friends . of mine ... uh ... uh ... shore, uh . drink, talk, pass out.

(大意：発作が起きました。もともと血圧が低かった。気を失いました。ローザとわたしと友だち，浜辺，飲む，話す，気を失う)

(I had a stroke. [My] blood pressure [was] low pressure. Low blood pressure. Period. [I] pass[ed] out. Rosa and I, and friends of mine [were at the] shore, [I was] drink[ing] [and] talk-

[ing] [and then] pass[ed] out.)

b. 発症当時27歳の男性（左半球損傷による失文法症状）

ももたろう…いいました　いぬ　も．さる　も…きじ　も…きび　だんご．やる　から．．ついてこい　よ　おに…せいばつ　を．しよう　おに…こらしめて…えいえい　おお　えいえいおお　すると　どう　でしょう　おに．が　まいった　まいった…たすけて　くれ　たすけて　くれ．と　ぜんぶ　たから　もの　やる　から…いいました　ももたろう．は．いいました　わるい．こと…せんで．ください　ばっちゃん　じいちゃん…たいせつ　に　して　ください　おしまい　（3分14秒）

（桃太郎 [が] 言いました。「犬も猿もキジも，きびだんご（を）やるからついてこいよ。鬼征伐をしよう。」鬼を懲らしめて，「えいえいおお，えいえいおお」[と言いました]。するとどうでしょう，鬼が「まいった，まいった，助けてくれ，助けてくれ」と [言いました]。「全部，宝物（を）やるから」[と] 言いました。桃太郎は言いました。「悪いこと，せんでください。ばっちゃん，じいちゃん，大切にしてください。」おしまい）

c. 発症当時37歳の女性（右半球損傷による交叉性失文法症状）

おじいさん　の　お-おじいさん　の　おばあさん　が　あの　お-おじいさん　が　しばかり　に　いっ

て…お‑お‑おばあさん　が　せんたくもの　を．かわに　もって　いき　ました。どんぶらこ　どんぶらこ　と．も‑もも　が　みつけて　そ‑そして　なか　から　も‑ももたろう　は…う‑うま‑うまれてきました。ものたろう．が　おおきく　なり　まして…き‑きびだんご　は　つくって　ください　と．いって　つくって　もらい　ました。お‑お‑おに‑たいじ　に　いって　くる　と　い‑いって…き‑き‑い‑いぬ　と‑いぬ　と　さる　と．き‑きじ　が　い‑いました。おにが‑おにが　つい‑つい　おにがしまへ　ついた　ら…きゃん‑きゃんきゃん　と　い‑い‑いぬ　が…な‑な‑なんだか　きじ　も‑きじ　もあー．きゃん　きゃん　と　いって…さる　も　か‑かみつき　まして　き‑きじ　や．なんか　き‑きじ　も　ほ‑ほ‑つ‑つ‑つついて　き‑います。そ‑そしてわ‑わるい　おにたち　は…も‑もう‑もうわ‑や‑もう　わ‑わるい　こと　は　しない　と．いって．みやげもの　を　もらって　かえり　ました。(1 分 30 秒)

(おじいさんの【と】おばあさんが，おじいさんが柴刈りに行って，おばあさんが洗濯物を川に持って行きました。どんぶらこ，どんぶらこと（流れてくる）桃が【を】見つけて，そして中から桃太郎は【が】生まれてきました。桃太郎が大きくなりまして，きびだんごは【を】つくってくださいと言って，つくってもらいました。鬼退治に行ってくると言って，犬と

猿と雉がいました。鬼ヶ島へ着いたら,キャンキャンと犬が,なんだか雉もキャンキャンと言って,猿も噛みつきまして,雉もつついています。そして悪い鬼たちは「もう悪いことはしない」と言って,土産物をもらって帰りました。)

　直接,耳で聞くのと,筆記したものを読むのとは少しイメージがちがうけれども,音声であろうと文字であろうと,運用されている言語知識は同じものであるから,いまここで探求しようとしている言語知識そのものの崩壊があるかどうかを考察するためのデータとしての価値にちがいはない。

　そこで,まず,これまで挙げてきたデータで脱落や誤りのあるところを抜き出してみよう。ドイツ語の例は,復元した脱落要素を見ていただくことにして,以下では (28) のデータに焦点を合わせて見てみることにする。言語要素を一つひとつ離して表記する英語のほうがわかりやすいから,まず英語のデータから始めてみることにしよう。

(29) a.　[My] blood pressure [was] low pressure
　　 b.　[I] pass[ed] out
　　 c.　Rosa and I, and friends of mine [were at the] shore
　　 d.　[I was] drink[ing] [and] talk[ing] [and then] pass[ed] out

　(29a) では属格要素 my と動詞の was が脱落している。was の脱落は,時制の脱落が原因であるか動詞自体の脱落であるかは

不明である。この場合，時制の脱落が原因であるならば，論理的な可能性として原形の be が生ずる可能性もあったはずである。その be も生じていないということは，be 動詞と時制が合体して脱落したのか，あるいは別々に脱落した結果なのかもしれない。いずれであるにしても，限定詞である my は主語の主要部であり，時制は節の主要部であり，was も動詞句の主要部である。

(29b) では主語と時制が脱落している。時制の脱落は，いわば「順当な」脱落である。主語の脱落は主要部という統語上の問題と関係しているのかどうかわからない。ただ脱落しているのが一人称主語であるという点に留意する必要があるだろう。他人称の主語は，通例，脱落しないからである（ただし下記 (35) を参照）。

(29c) にあっては were at the が脱落している。were は動詞句の主要部，at は前置詞句の主要部，the は限定詞句の主要部である。

(29d) では，主語と進行相 (be-ing) と時制が脱落している。ここでも脱落している主語は一人称である。進行相の脱落は be だけが問題であるならば，ing 接辞は残っていてもよさそうであるが，それも脱落している。二つでワンセットになっている表現は，脱落するのであれば，いわば一蓮托生なのかもしれない。

このように，脱落要素の語彙上の種類はさまざまであるけれども，ほとんどのものが主要部要素であることは注目すべきことである。

このほかの英語話者のデータと日本語話者のデータから代表的な脱落例をさらにいくつか拾ってみよう。

(30) 時制の脱落例

　a.　the man go[es] to sleep

　b.　the girl give[s] to [the] boy a cookie

限定詞の脱落例

　a.　the thief lifts [his] body

　b.　the girl give[s] to [the] boy a cookie

前置詞の脱落例

　a.　[her] grandmother [was] sick [at] home [in] [the] forest.

　b.　the girl asked the boy [for] [a] cookie [from] [the] jar.

格助詞の脱落例

　a.　びしょびしょ [に] なって

　b.　鬼ヶ島 [から] 出てきました

引用助詞の脱落例

　a.　ぜんぶ宝物やるから [と] 言いました

　b.　ひっぱってください [と] 言います

　c.　巨人阪神 [を] 見たいね [と] 言いよる

　ここまでデータがそろえば，脱落の対象になるのは，多くの場合，主要部要素であると結論してほぼまちがいないように思われる。ただし，ここで留意すべきことがある。このようなデータの観察にもとづいて主張しているのは，「失文法で脱落や誤用が生ずるのは，統語的には，主に主要部要素である」というものであ

る。この陳述の主旨は,「失文法で脱落や誤用があれば, それは主に主要部要素である」ということであって, 陳述を逆にして,「主要部要素ならば脱落あるいは誤用される」というのではない。その分, 弱い陳述になるけれども, すでに指摘したように, 失語症の臨床データにあっては, 厳密な意味で首尾一貫してあらわれる異常はなく, ある異常が生ずる傾向にあるというにすぎない。だから,「主要部要素ならば脱落する」というような演繹的な陳述は, 高い反証可能性という点ではけっこうであるけれども, すぐに反証される空虚な陳述である。そのような陳述が成り立つならば, 時制, 限定詞, 前置詞, 後置詞などは, すべて, 必ず, 脱落する (つまり, けっしてあらわれない) ということを主張することになる。しかし事実はそのようになっていない。次の諸例を参照していただきたい。

(31) a. I had a stroke ［時制や限定詞の脱落なし］
 b. the girl give[s] to [the] boy a cookie ［前置詞の脱落なし］
 c. 鬼が「まいった, まいった, 助けてくれ, 助けてくれ」と ［引用助詞の脱落なし］
 d. 桃太郎は言いました ［助詞の脱落なし］

したがって, いまの段階で言いうるのは,「脱落が生じている箇所があると, それらは, 通例, 主要部である」ということであって,「主要部ならば脱落する」というのではない。この陳述のちがいは重要であるから, 誤解のないように強調しておきたい。

　いま一つ注目すべき脱落がある。それは属格標識である。次の(32)の例を見てみることにしよう。

(32) a.　he took granma['s] bonnet
　　 b.　her grandmother['s] nightgown and cap
　　 c.　かかりつけ［の］お医者さん
　　 d.　長火鉢［の］すぐそば

　(32c) と (32d) の日本語の属格は助詞の脱落の一例として位置づけることができるから，さしあたっては問題がないかもしれないが，(32a) と (32b) の属格標識 's の脱落が問題である。この二例は患者が「赤ずきんちゃん」(Little Red Riding Hood) の話をしたときのものである。

　属格標識の位置づけについてはこみいった議論があり，ここでは詳述しないが，たとえば John's という限定詞は John に 's が付いているのか，それとも 's に John が付いているのかと問われるなら，'s があることによって限定詞として機能するのであるから，いまのところ，この属格標識そのものが属格要素の主要部である（つまり「's に John が付いている」）と考えざるをえない。

　これまでの分析で，脱落している要素のほとんどが主要部であることはほぼ確認されたと思うが，'s も主要部であるならば，これまでの観察はさらに補強されることになる。

　ただし，そうであるならば，(29a) に [my] blood pressure というのがあるが，これも属格標識のみが脱落して me blood pressure というような形式になっていてもよかったはずである。どうしてそのような形式になっていなかったかというと，考えられる原因の一つは残存要素の自律性である。granma's や grandmother's などは 's が落ちても残存要素 (granma や grandmother）が自由形態素として自立可能であるのにたいして，my や her は代名詞と属格標識が融合して一つの形をつくっているから，そこから属格標識のみを取り出すことができないのである。's という属格標識は，それに付加される自由形態素が元の形のまま残存するが，my や her の場合は代名詞の原型が残らない。そういう属格標識融合型の限定詞は属格の脱落があると全体が巻き添えをくうのかもしれない。

6　主要部と旧情報──何が壊れて，何が壊れていないか

　次に問題となるのは，なぜ脱落が主要部に集中するのかという点である。

　主要部と補部というのは，ある構造をつくるうえで，主要部が柱で，補部がその肉づけである。柱がなければ構造はつくれないし，それを肉づけするものがなければ構造は完成しない。では，このような構造上の役割は，意味論的にはどうなっているであろうか。

　次の (33) の例で考えてみよう。

(33) a.　もっと大きい帽子がほしい
　　 b.　別の色の帽子がほしい

いま話し手が帽子屋で帽子を求めているとしよう。いろいろ試してみたが，どうも大きさが合わない。そこで (33a) の文を言ったとしよう。この場合，話し手の一番言いたかったのは大きさである。「もっと大きい」という部分が話し手が聞き手に伝えたい一番肝心の内容である。この状況で「帽子」というのはすでに確

立している話題であるから、そこにはあらためて重点が置かれることはない。そうすると、「もっと大きい」の部分が新情報で、「帽子」が旧情報となる。

今度は、大きさはちょうどいいのがあったが、気に入った色の帽子がないという場合に、(33b)の文を発言したとしよう。この場合も、話し手の一番伝えたかった内容は色に関することである。「別の色の」というのが一番肝心の内容であり、「帽子」というのはあらためて重点を置く必要のない既知の内容である。この文においては、「別の色の」が新情報で、「帽子」が旧情報である。

いずれの例においても、補部が新情報を担い、主要部は旧情報を担っている。旧情報というのは、話し手と聞き手の双方の意識の世界に登録済みの情報であるから、日本語のような言語にあっては、しばしば代用表現が用いられるか、あるいはその部分がそっくり消去することが許される場合もある。(33)と同じ状況で次の(34)の文を用いることもできる。

(34) a. もっと大きいのがほしい
　　 b. 別の色のがほしい

(34a)にあっては「帽子」が「の」という代名詞に差し替えられており、(34b)にあっては「帽子」そのものが消去されている。

それにたいして、新情報を表す補部を代用する表現は存在しないし、新情報を消去することも不可能である。「帽子がほしい」とだけ言って、「もっと大きな帽子がほしい」とか「別の色の帽子がほしい」の意は伝えられない。新情報は聞き手が持っている情報をどんなに活用しても予測不可能な情報であるから、その部分を消してしまったら、もはや復元することができなくなるので

ある。

　修飾要素というと，あってもなくても言語表現の構成にとくに必要とされるわけではない，いわば「飾り」のようなものと考えられやすい。しかし，統語上の主要部・補部の区別と意味上の重要度は必ずしも並行的ではない。むしろ統語上の主要部は意味的には旧情報の担い手であり，補部は新情報の担い手であることが多い。思い切り割り切った形で，「どちらが情報として重要であるか」と問うならば，新情報を担う補部のほうが重要であると答えざるをえない。もし，それほどに重要な情報を担う補部が脱落したり誤用されたりしたら，聞き手はそれを復元するすべを持たず，そのような言語使用は無意味なものとなるだろう。失文法患者はそのような無意味な言語の使い方をしていないというところが重要である。

　いかなる場合でも新情報は脱落しない。それにたいして，旧情報を担う要素は健常者の言語運用においてもときどき脱落することがある。とくに主語や助動詞は場面や文脈，あるいは構文から，それとわかる場合（つまり旧情報である場合）は，省略が頻繁に生ずる。次の例は英語の例であるが，省略が容易でない主語や助動詞でも，条件が整えば省略可能になる。

(35) a. (I) Wonder what she's doing.
　　 b. (He) Looks like his father.
　　 c. (She) Doesn't know what she's talking about.
　　 d. (I) Couldn't understand what he wanted.
　　 e. (I am) Coming tomorrow.
　　 f. (Have you) Seen any good films lately?

g. (There is) Nobody at home.

h. (You) Can't go in there.

i. (Will) You be here tomorrow?

j. (Are they) Going on holiday, your kids?

　失文法において脱落する傾向にあるのが主要部要素であることと，主要部が旧情報を担うこととは，密接な関係があるにちがいない。あたかも，患者は，聞き手にとって復元可能であると思われる部分を選んで脱落させているのではないか，とすら思いたくなるほどである。

　もしこの推論のとおりであるならば，失文法における脱落や誤りを，主要部という統語上の概念と，旧情報という意味上の概念の二つで論ずることになる。ここに不要な重複はないのだろうか。つまり，主要部なら主要部だけで，あるいは旧情報なら旧情報だけで，失文法における脱落や誤りを特徴づけることはできないであろうか。

　主要部ならば必ず旧情報であるとか，旧情報であるならば必ず主要部であるというわけではないから，両者が完全に同一のもの，不可分のものというわけではないけれども，この二つの概念は，多くの場合，連動する。だからこれを完全に切り離して考えるのは賢明なことではないのだが，それでも，記述の重複はできうるかぎりなくすほうが望ましい。そこで，失文法における脱落や誤りの箇所を特徴づけるのにより適切なのは主要部という概念であるのか，それとも旧情報という概念であるのか，ある程度の見通しをつけておいたほうがよいであろうと思われる。

　たとえば主語の脱落はどうなるであろうか。伝統的な統語論に

おいては，主語を文の主要部と位置づけた理論はないと思われる。最近の文法理論においても，主語は文の主要部として位置づけられていない。実際，主語を文の主要部に位置づけることを要求するような言語現象は見あたらないように思われる。そうであるならば，主語の脱落は主要部とは別の視点から考えなければならないことになる。上掲の (35) の例から知られるように，省略されている主語はすべて代名詞であり，代名詞はそれ自体が旧情報の担い手である。しかも，動詞に数の一致が表されていたり，他の箇所からも，省略された主語の情報が復元できるように，しかるべき保証が整えられている。

　ところが，失文法患者の場合は，時制，人称，性，数が具現しにくいから，個々の文のレベルでの復元可能性は必ずしも十全に保証されているとはいえない。それでも，たとえば時制などは，談話の内容から，相当程度，復元することができ，進行相なども場面からおおよその予想ができると思われる。既出 (28a) の質疑応答をもう一度見てみよう。

(36) (= (28a))　Examiner: Would you be willing to tell me something about what it was like when you had a stroke?
　　　Patient: ... I had a . stroke. Blood [pʷɛšr] ... low [pʷɛšr]. Low . blood pressure. Period. Ah ... pass out . uh ... Rosa and I, and . friends . of mine ... uh ... uh ... shore, uh . drink, talk, pass out.
　　　(I had a stroke. [My] blood pressure [was]

low pressure. Low blood pressure. Period. [I] pass[ed] out. Rosa and I, and friends of mine [were at the] shore, [I was] drink[ing] [and] talk[ing] [and then] pass[ed] out.)

患者の最初の発話には過去時制が用いられている。これが試験者の質問文の中で用いられている過去時制を引き継いでいることは明らかである。そしてその後の発話にはまったく時制が出てこないが，卒中を起こしたときの状況を語っていることは明らかであるから，聞き手は難なく過去時制を復元することができる。また，患者の発話の最後に進行相が省略されているが，これも卒中を起こして意識を失ったときの様子を語っていることから，お酒を飲んでいたこともおしゃべりをしていたことも，まさにその時していたこととして聞き手に容易に了解されるのである。さらにまた，最後の pass[ed] out の部分は，文脈上，省略されている主語が I である以外に考えられない。

ただし，drink や talk の部分については別の問題を抱えている。

(37) drink[ing] [and] talk[ing] [and then] pass[ed] out

この部分に関しては，最後の pass out については主語が I であるが，最初の二つの動詞については次の (38) のように we が主語である可能性もある。

(38) [We were] drink[ing] [and] talk[ing] [and then I] pass[ed] out

そういういくつかの可能性がある中で，この資料の採集者であるメンは，(36) に示したように，三つの動詞ともに一人称主語 I をあてがっている (Menn (1990))。ネイティブ・スピーカーにとっては，この場合，一人称主語のほうが通りがよいのかもしれない。

談話の手がかりのみに依存する復元は，(35) のような文レベルに残された確実な証拠による復元に比べてあいまいさが残るけれども，それでも脱落部分はおおむね復元可能である。

このように考えていくと，失文法における脱落が主要部要素にほぼ集中するのは，主要部要素が旧情報の担い手であるからであり，そうであるならば，「主要部だから」というより，むしろ，(脱落しても容易に復元することができる) 旧情報を担う要素だからであるとする意味論的・語用論的な説明のほうが，一般性の高い記述が可能になるように思われる。進行形をつくる ing 接辞についても，［動詞＋ing］という構造の主要部であるのかどうか定かではないが (主要部であるとの説もあるが)，この場面では drink や talk が進行形で表されていなければ話のつじつまが合わないから (「飲んだ」「話した」ではなく，「飲んでいた」「話していた」でなければ話は通じないから)，そういうことが場面から予想できるという点で，この場面では進行形は旧情報として位置づけられることになる。

次に，機能要素のような小さな要素ではなく，もっと大きな要素が脱落している例を見てみることにしよう。そのために，もう一度 (8) と (28b) のデータを見てみよう。

(39) a. (= (8))　はちがつ　なのか　たおれました　ながひば

第7章 言語と脳——新しい失語症論

ち すぐそば おふとん しいて ありま そこ おきあがり ぱたん たおれました こども はやく きゅうきゅうしゃ よびなさい こどもでも せんせい おでんわ する かかりつけ おいしゃさん きてくれ すぐ まついびょういん にゅういん しまし はい みぎがわ が ふじゆうです みぎです みぎききです ぜんぶ みぎ します じぶん おもった あいて つたえ ない いうことも こどもみたい しゃべりかた

b. (=(28b)) ももたろう…いいました いぬ も. さる も…きじ も…きび だんご. やる から..ついて こい よ おに…せいばつ を. しよう おに…こらしめて…えいえいおお えいえいおお すると どう でしょう おに. が まいった まいった…たすけて くれ たすけて くれ. と ぜんぶ たからもの やる から…いいました ももたろう. は. いいました わるい. こと…せんで. ください ばっちゃん じいちゃん…たいせつ に して ください おしまい

失文法を扱った文献では，機能要素の脱落に言及しているものはあっても，動詞の脱落に言及しているものはほとんどないように思われる。ところが動詞の脱落はけっして少なくない。典型的な例がこのデータの中にもある発言動詞の脱落である。

(40) a. 子ども［に］早く救急車（を）呼びなさい［と言いました］

b. 鬼 (を) 懲らしめて,「えいえいおお えいえいおお」[と言いました]
c. するとどうでしょう。鬼が「参った,参った,助けてくれ,助けてくれ」と [言いました]

同様の例はいくらでもある。次の (41) の例も参照されたい。

(41) a. (一家団らんの絵を見て)
姉さん 電話しよる 巨人阪神 中継 お父さん がんばれ がんばれ お母さん あみ もの してます
(姉さん (が) 電話しよる。巨人阪神 [の] 中継 [を見て] お父さん (が)「がんばれ,がんばれ」[と言っています]。お母さん (は) 編み物 (を) してます)

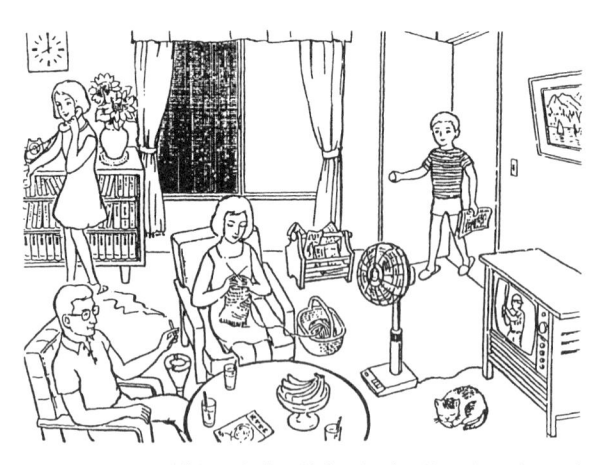

(笹沼・伊藤・綿森・福迫・物井 (1978) より)

b. (母親が子どもに傘を持たせる絵を見て)

お母さん 傘 持っていきなさい ぼく いいよ 雨が 降りだした かあちゃん だからゆったろうが 傘 あ 雨に 傘 雨に う うたれて ぼく 傘

(お母さん(が)「傘,持って行きなさい」[と言いました]。ぼく(は)「いいよ」[と言いました]。雨が降り出した。母ちゃん(が)「だから言ったろうが」[と言っています]。傘,雨に,傘,雨に打たれて,ぼく,傘。)

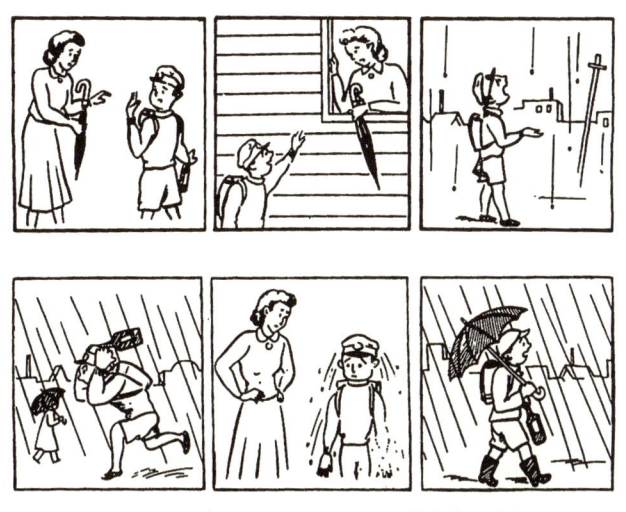

(Welchsler-Bellevue 検査法の改変版続き絵)

いずれも直接話法文が用いられており,直接話法文があれば発言動詞の存在が自動的に含意される(その逆も成り立つ)。ここでも脱落した表現は聞き手の側に意味論的・語用論的に適切な知

識があれば，自動的に復元することができるものである。

発言動詞の脱落は英語の失文法患者の発話にも見られる。次の(42) を見てみよう。

(42)　Well . the man . is wogn (woken) up ... by . the alarm clock.　An' then . go . to sleep.　The ah . wife ... was angry.　The ... man-the-the men was eating ... and the wife . was showing ... uh . the clock; the wife ... is hurry up, y' know?　And the uh man running.
(Well.　The man is woken up by the alarm clock. And then go(es) to sleep.　The wife was angry. The man — the men was eating and the wife was showing [him] the clock; the wife is [saying] "Hurry up!" y' know?　And the man [was] running.)
(大意：男の人が目覚ましで起こされます。そしてまた寝ます。奥さんが怒りました。その男の人が朝ご飯を食べていると奥さんが時計を見せていました。奥さんは「急いで！」［と言っています］。そしてその人は走っていました。)

ここでは最後に近いところに問題の箇所がある。

(43)　the wife is [saying] "Hurry up!"

この場合の復元の手がかりも直接話法文である。

このように発言動詞の脱落の状況は日本語も英語もまったく同じであり，背後に言語の別を超えた同一の原理が作動してるこ

第7章　言語と脳——新しい失語症論　153

とがうかがえる。

このように，失文法患者の発話は一見したところ穴だらけであるが，その穴のほとんどは統語的には主要部であり，また主要部でないとしても，その穴を埋める意味論的・語用論的な手がかりをきちんと残した旧情報を担う要素である。そういうところに留意すれば，失文法患者の言語知識は統語論と意味論の体系的な対応関係を保持していることが判明するのであり，その意味で，失文法患者の言語知識は健全であると結論することができるのである。

7　「正しくまちがえる」ということ

それにしても，失文法患者における言語データの乱れ方は，じつに，「きれい」である。正しく，整然と，乱れている。脱落や誤りがあっても，きちんとその部分の復元ができるように自衛措置が施されており，脳の中に育った言語知識がそうやすやすと壊れないということを教えてくれる。また，障害を起こした脳といえども，そのはたらきがしなやかであることも教えてくれる。

通常と異なる状態が発生した場合，その異常の度合いはいくらでも拡大して見ることができる。失文法では助詞が脱落する，活用が障害を起こす，というように，障害面のみを強調して言いたてることもできる。

しかし，ふつうでないところがあるとわかるのは，その他の部分がしっかりしているからであることを見のがしてはならない。すべてにわたってふつうでなければ，そもそもどこにふつうでないところがあるのかわからない。おかしいと思う部分があるとわ

かるのは，たとえば語順などを含む言語構造の根幹が壊れていないからである。失文法患者は相手が誤りに気づいて自動修正してくれる箇所のみを誤るという，すぐれて高級なストラテジーを用いていると考えられるから（もちろん無意識にである），リハビリテーションにあたっては，むやみに患者の言語運用を訂正することのないよう注意が必要である。

8　正常な異常

　同じ問題を別の角度から見てみよう。

　病気になると熱が出る。このこと自体を異常であると考える人はいないであろう。熱が出るというのは体が病気と闘っていることであり，異常にたいして体が正常に対処していることの証である。熱が出たからといって，いきなり解熱剤を飲んで熱を下げようとするのは体の生理に反する。

　足にけがをすると，片方の足でかばいながら，上体を揺らして歩くようになる。このこと自体も異常ではない。適切な筋運動ができない状態で，痛んだ足にできるだけ負担をかけずに二足歩行を実現しようとすると，傾いて歩く「跛行」になる。だからこれは自然な足さばきである。足にけがをしていながら，すたすたと歩く人がいたとしたら，それこそ異常というべきである。

　ある状態にふさわしい状態を「正常」という。別の状態にふさわしい状態は，その状態にとっては「正常」である。病気になって熱が出るのは，病気の体にとっては正常である。病気が治れば熱も下がる。逆に，病気の状態で熱が出なければ，体が病気と闘う姿勢をとっていないということであるから，異常である。

このような「正常な異常」は，体が自衛的な態勢をとっているときに発生する。その異常が正常な自衛的態勢の結果であるか否かの判定の基準は，その規則性にある。秩序正しく，整然と，異常状態が発生しているのであれば，しかるべきシステムが適切に機能していることの証明となる。この状態を「正常」という。失文法症状は，脳損傷によって統合力が低下した脳が，その状態で最大限に効率的な言語活動を行おうとする姿である。これはまさしく正常な状態であるといってよい。

9 「退行の仮説」再考

最後に，失語症と言語習得の関係について若干の考察を加えて，この章を終えることにしたい。

言語習得については，一つの誤解が際限なく繰り返されている。それは言語習得とは音や表現の習得の累積であるというものである。このような考え方はまったく誤っているわけではないが，的の中心をはずしている。言語習得とは，文法の習得である。文法の習得なくして言語の習得はありえない。音や表現は文法とは関係なく習得できるのである。l と r の音のちがいは英語の文法を知らなくてもおぼえることができる。本を book と言い表すことは英語の文法の知識とは無関係である。How are you? という表現自体も，英語の文法を知らなくてもおぼえることができる。しかし，You love her. と She loves you. の意味のちがいは，英語の文法の知識がなければわからない。だから言語の習得とはその言語の文法の習得が根幹である。

ヤコブソン (Jackobson (1968)) は音韻の習得を，弁別素性の

階層関係に従って素性の値が指定されていく過程であるとした。そして失語症患者の音韻に関する混乱は，子どもの音韻習得とは逆に，区別されていた値が中和される過程であるとした。たとえば子どもは流音 (liquids) の［前方性］（調音点が口腔の前のほうにある性質）の値を指定することで /l/（前方性あり）と /r/（前方性なし）を区別するようになるが，失語症患者は［前方性］の有無の区別が中和して未分化な状態に戻り，そのような患者にとっては reflector も lefrectol も同じ音の連続に聞こえるというのである。失語症を子どもの言語習得と逆の順序に進む過程であるとする仮説は，「退行の仮説」(Regression Hypothesis) の名で知られている。

ヤコブソンの仮説は音韻面に限定されており，上で指摘したように真の意味での言語習得理論にはならない。しかしながら，既出のグロジンスキー (1990) はこれを失文法患者の文法の変化に応用している。グロジンスキーのいう「退行の仮説」は，失文法の重症度に応じてそれぞれの段階の文法があると想定し，この文法の順序が子どもの言語習得期における各段階の文法の発達の順序と逆の関係になっているとするものである。つまり，失文法症状が軽度であるほど言語習得が完成に近づいた子どもの文法と対応し，重度であるほど言語習得の初期の段階の文法に対応するというのである。これは要するに，失文法症状が悪化すれば，その分，患者の言語知識は退化・萎縮するというものである。

しかし，言語知識そのものが退化・萎縮するのであれば，欠損した言語知識に対応する構文なり構造を患者はけっして理解できないだろうし，また使うこともできないはずであろう。現実にはそのようなことは起こらない。うまく理解できない場合もうまく

使えない場合もあるが, それは傾向であって, きちんと理解でき, きちんと使うことができる場合もあるのである。

　失文法に限らず, 失語症というのは, 大脳の特定部位が器質的損傷を受けて, その部位の神経細胞が死ぬことが原因で起こる疾患の後遺症である。脳の神経細胞は出生前に分裂を止めるから, 一度死んだら自然状態では二度と再生しない。だから失語症は完治しない。

　だが, 失語症は完治しないけれども, それでもある程度は元に戻る。その場合, 言語習得の臨界期を過ぎた成人の患者は, 欠損したはずの言語知識をなぜ短期間に再習得することができるのであろうか。しかも再習得されたと称される言語知識が, それまで使っていた言語知識と, 方言も含めてすべて同じであるのはなぜであるのか。なぜそれまでの言語知識と大幅に異なる言語知識にならないのか。このような事実は, 言語知識そのものが退行するとする考え方では説明できないものである。言語知識は欠損していない（つまり文法の「退行」はない）と考える以外に, 妥当な説明は見あたらないのではないかと思われる。

　これら基本的な問いに答えられない失語症論は根底から再考されなければならない。

第8章

基礎の言語学

1　言語学の基礎

　言語について論ずる場合,「言語」という用語の意味を明確にしておくことが必要である。たとえば「言語はコミュニケーションの道具である」といわれることがある。こういう言い方における「言語」は言語そのものを意味しているのではなく,「言語の機能」「言語の役割」「言語の存在理由」というような意味で用いられている。これは言語の使い方の問題であって,使い方ということであれば,当然ほかにも用途があるはずであり,その点で定義としては失格であることになる。

　そうであるならば,「言語」という用語はどう定義すればよいのであろうか。たとえば日本語はどうであろうか。思い切り割り切った形で定義すれば,日本語とは,そう呼ばれている言語に関する知識の総体であるとしてよい。動詞が文末に生ずるとか,「な」という要素を否定辞として用いるとか,名詞句が文の中で担う役割を表すのに後置詞（助詞）を用いるなどというのは,この知識の総体を構成する性質の一部である。このような知識の総体を文法と呼ぶ。以下では,「言語」という用語を「文法」の意で用いる。

　言語は少なくとも四つの部門が統合された体系である。その組織図は概略次のようなものであると考えられている。

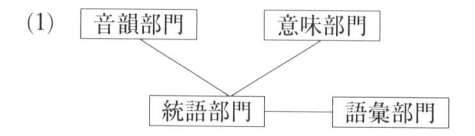

(1)　音韻部門　　意味部門
　　　　　　統語部門　　語彙部門

語彙部門は語彙の格納庫である。必要に応じて形態素（後述）

を接合して新しい語彙をつくる部門でもある。ここに格納されている語彙が統語部門に供給される。

統語部門は語彙同士の構造関係（これを統語構造という）を決める部門である。この構造関係のちがいによって，同じ語彙が用いられていても，「太郎は冷えた瓶ビールを飲んだ」と「太郎は冷えたビール瓶を飲んだ」の意味のちがいが決められる。一方は爽快であり，一方は入院する羽目となる。

音韻部門は，統語構造の情報にもとづいて，文の音韻を解釈する部門である。たとえば「庭には二羽ニワトリがいる」という文を読めば [niwaniwaniwaniwatorigairu] となるが，どこにどういう種類の区切りがあるかを決定するには統語構造の情報が必要である。

意味部門は，統語構造の情報にもとづいて文の意味を解釈する部門である。上述のように，用いられている語彙が同じでも統語構造がちがえば文の意味がちがってくる。その点で，文の意味の最終的な決定権は統語構造にあるということになる。

(i) 語彙・形態論

語彙は，一見，単独で用いられているように見える場合があっても，必ず特定の統語構造の上に配置されている。たとえば

(2) A： お生まれはどちらですか
    B： 東京

とぶっきらぼうに応えたとしても，この「東京」という語は，概略，「生まれは（　　　）だ」の空白部に配置されるべきものとして用いられているのであって，けっして統語構造と無関係に用い

られているのではない。

　と同時に，語はそれ自体で意味をもっている。たとえば「黒板」は「こく」（黒）と「ばん」（板）がそれぞれ独自の意味を担う要素として抽出することができる。しかし，黒の意の「こく」を「こ」と「く」に分割しても，「こ」が黒の意の半分を表し，「く」が残りの半分を表すわけではない。つまり，「こく」までが意味を担い，それ以上細かく分割すると意味を担う単位ではなくなる。意味を担う最小の単位を形態素という。「黒板」という語は「こく」（黒）と「ばん」（板）という二つの形態素から成り立っていることになる。

　今度は「板」という語を「いた」と読んだとしよう。この場合も板の意の半分ずつを「い」と「た」が担っているのではなく，「いた」という 2 音節の結合全体で板の意を表している。だから，「いた」が形態素である。ただし，「いた」は，「板が一枚足りない」のように単独で語としても用いられる。単独で語としても用いられる形態素を自由形態素（free morpheme）という。一方，「ばん」は「黒板」「板金」（ばんきん）のように他の形態素と結びついてはじめて語を構成する。このような非自立的な形態素を束縛形態素（bound morpheme）という。黒板は「こく」と「ばん」という二つの束縛形態素から構成されている。

(ii)　統語論

　すでに少し触れるところがあったように，「瓶ビール」と「ビール瓶」は同じ形態素（どちらも自由形態素）から構成される表現でありながら意味が異なる。この意味のちがいは形態素の統語上の位置づけのちがいが原因である。「瓶ビール」は「瓶」が「ビー

ル」を修飾してビールを特徴づけている。一方,「ビール瓶」は「ビール」が「瓶」を修飾して瓶を特徴づけている。

　ある表現の中心に位置づけられる要素を主要部 (head) という。主要部を修飾する要素を補部 (complement) という。二つ以上の形態素から成る言語表現は,通例,主要部と補部に二分割される。瓶ビールとビール瓶の主要部・補部の関係は次に示すとおりである。

(3) a.　瓶　　　ビール　　　（これは飲める）
　　　　補部　　主要部
　　b.　ビール　　瓶　　　（これは割れる）
　　　　補部　　主要部

　言語表現を統語分析する場合,どの形態素が補部でどの形態素が主要部であるかは必ずしも容易に判断できるとはかぎらない。たとえば「おとこ女」という表現がある。これを『日本国語大辞典』は「男でありながら女のような,また,女でありながら男のような,性質,特質をもつもの」と定義している。つまり,この表現は男性の意にも女性の意にも用いられるとしている。しかし,主要部と補部の関係はどの言語でも規則的であり,日本語では,必ず,補部が前,主要部が後に位置する。だから「おとこ女」は,統語構造上,女性を指すはずのものなのである。

　語順の相互関係も重要である。日本語には助詞がある。助詞は名詞句の後に配置されるから「後置詞」に分類される（例:わたしに)。それにたいして英語のような言語には「前置詞」がある（例: to me)。

　後置詞をもつ言語の場合,関係詞節は必ず名詞句の前に生ず

る。それにたいして，前置詞をもつ言語の場合は，関係詞節は必ず名詞句の後に生ずる。

(4) a. きのう買った本
  b. the book that I bought yesterday

日本語のように後置詞をもつ言語では前置関係詞節，英語のように前置詞をもつ言語では後置関係詞節という組み合わせである。これ以外の組み合わせはない。だから，子どもは一方の語順を知ればもう一方の語順も自動的に知るに至るのである。言語知識の一部は直接的な経験を経ずして獲得されるということである。

(iii) 意味論

言語表現に関する意味は，文字どおりの意味（言語的意味）と，その表現を特定の場面で使うことによる話し手の意図（語用論的意味）の二種類のものがある。

言語的意味の解釈は本質的に言語そのものの問題である。特定の語彙が特定の統語構造の上に配置されていれば，その文の言語的意味は一律に決まってくるからである。しかし，語用論的意味（話し手の意図）の解釈は本質的に聞き手の認識・思考の問題である。

たとえば一定の顔つき，一定のイントネーション，一定のしぐさを伴いながら「この部屋，暑いですね」と発言した場合，一般的な成人の聞き手であれば，「窓をあけてほしい」というような主旨の意図を話し手が表明しているものと解釈するであろう。もちろん話し手は「窓をあけてほしい」などとは一言も言っていな

いのであるから、これは言語的意味ではない。だから、語用論的意味の解釈は、聞き手が話し手の発した文の言語的意味とその場の状況とを勘案して推測するものである。それはあくまで聞き手による推測であるから、本当に話し手の意図と一致しているかどうかは保証されない。「真意が伝わらなかった」ということがあるが、まさにこれが語用論的意味の宿命である。

それでも、その推測能力は一般に想像されるよりはるかに優秀である。人間は解釈動物であるから、どんな小さな手がかりでもその場の状況から背後の意図を読み取ろうとする。ぽつりぽつりと単発的に言語表現が用いられても、話し手の言いたいことが相当程度わかるのはこのためである。

(ⅳ) 音韻論

言語音の物理的性質を扱う学問を音声学という。言語音の言語体系内における位置づけを扱う学問を音韻論という。同じ言語音を扱うにしても、どのような側面を扱うかが異なる。たとえば言語音の中には 30 個程度の母音があり、各々の母音の共鳴振動数の組成は物理的・計量的に算出することができる。そして、数値だけを見ると、言語音は物理的に連続しているようにしか見えない。しかし、言語学的に見ると、言語音にはいわば「序列」があるのである。ここでいう「序列」とは、ヒトという生物にとってどれだけ自然な音であるかという「自然性の序列」である。

その序列関係がもっとも顕著にあらわれているのが母音である。日本語には /a, i, u, e, o/ の五つの母音がある。そしてこれを五十音図は「あいうえお」の順に並べている。この「あいうえお」こそ、自然性の序列がそのまま反映した順序なのである。

母音には「基本三母音」と呼ばれるセットがある。基本三母音とは /a, i, u/ である。この三つの母音には他の母音にない四つの特徴がある。

(5) ① 母音空間の限界点を占めている
    ② 音響的に安定している
    ③ 普遍的にワンセットとして存在している
    ④ 特定の音声管形状を必要とする

①について。すべての母音の調音点はこの三つの母音の調音点の内側に存在する。つまり，この三つの母音の調音点より外に調音点が移動すると，その音はもはや母音ではなくなるのである。その意味で，「母音空間の限界点を占めている」のである。

②について。すべての母音を母音空間の中にプロットしてみると，中心に近づくほど母音の数が密になり，外側ほど粗になる。一番外側に位置する /a, i, u/ の近くには他の母音はない。つまり，少し調音点をずらしても，他の母音と混同する可能性が低いのである。その点で「音響的に安定している」といえるのである。

③について。現存する言語には必ず母音が三つ以上含まれている。三母音言語，四母音言語，五母音言語の例を見てみよう。

(6) 三母音言語　/a, i, u/
    四母音言語　/a, i, u, æ/
    五母音言語　/a, i, u, e, o/

いずれの場合も /a, i, u/ がセットとして存在している。そのうちの一つも欠けることはなく，別の組み合わせもない。「普遍的にワンセットとして存在している」のである。

④について。母音は声帯の振動が咽頭腔と口腔の二か所で共鳴し,それぞれの共鳴振動数の組み合わせで,異なる母音となる。/a, i, u/ についてはこの二つの共鳴振動数,つまり第 1 フォルマント (F1) と第 2 フォルマント (F2) が,極端に離れているか,極端に接近しているところに特徴がある。

(7) /a/ (F1) 650Hz–1300Hz, (F2) 950Hz–1700Hz (F1 と F2 が接近して,一部が重なっている)
/i/ (F1) 150Hz–450Hz, (F2) 2000Hz–3800Hz (F1 と F2 が離れている)
/u/ (F1) 170Hz–400Hz, (F2) 550Hz–1250Hz (F1 と F2 が接近している)

このようなフォルマントの組み合わせは,ヒトの直立による骨格の変化と関係している。直立の姿勢をとると,咽頭腔が地面にたいして垂直になり,口腔が地面にたいして水平になる。つまり,咽頭腔と口腔が直角に接続することになるのである。その結果,咽頭腔と口腔は互いに独立して空間の大きさを変えることができるようになった。それが共鳴振動数の極端な乖離(かいり)と極端な接近を生んだのである。ヒト以外の生物には該当する骨格構造がないから,/a, i, u/ を発することができない。ヒト新生児も骨格が一定の成長を遂げるまで発することができない。ヒトにしか発することができない母音というのは,ヒトにとってもっとも自然な母音である。

さらに /a/ /i/ /u/ 中の序列にも言及すべきであるが,深く立ち入る余裕がないので,一点だけ触れるにとどめる。/a/ にたいして /i/ と /u/ は舌を持ち上げて調音点を高いところに置かなけ

ればならないという点で負担が大きい。その点で母音の自然性は/a/ が一位, /i, u/ が二位となる。「あいうえお」はみごとにこの順に並んでいるのである。

2　日本語学

(i)　語の構造と語彙体系

　日本語は膠 着 語であるといわれる。膠着語とは, 語の中心的意味を担う部分（語幹）と, さまざまな補助要素とが, 明確に役割を分担しながら, 形の上ではべったりと結合している言語をいう。たとえば「走らなかった」という表現は, 概略, 次の (8) のように形態素分析される。

　　(8)　hashir-a　nak-a　　tta
　　　　動詞語幹　否定辞　　完了相

ここで動詞語幹と否定辞の末尾に接続用の母音 -a が挿入されていることに注意したい。この母音がいわば接着剤のような役割を果たして膠着性を生んでいる。

　次に語彙の種類について。日本語の語彙は和語, 漢語, 外来語の三種類に分けられる。漢語は漢字で書かれることが多く, 外来語はカタカナで書かれることが多い。しかし漢字やカタカナで書かれているからといって, 本来の漢語や外来語であるとはかぎらない。たとえば「人民」は和製漢語であるし,「スキンシップ」は外来語のふりをした日本語である。「スキンシップ」という語については「海外ではあまり用いられない」と注を付けている辞書もあるが,「あまり用いられない」ではなく「けっして用いられ

ない」が正しい。

　日本語全体の特徴と密接に関わる語彙の性質として，擬声語と擬態語の豊富さが挙げられる。擬声語とは自然現象の音をそれらしい音に置き換えてつくった語で，たとえば「ガチャン」「わんわん」「ざーざー」などが該当する。擬態語は物事のようすをそれらしい音に置き換えてつくった語で，「つるっ」「にこにこ」「ざらざら」などが該当する。発生順序としては，擬音がまずあって，そこから語が発生したとする説もある（吉川（1947）を参照）。

　擬声語や擬態語は母国語話者がその音を聞いただけで，統語構造を経由することなく，直接，その指し示すものやようすが想起できる。そのような語彙が豊富であることは，日本語が場面密着型の言語であることと深い関係がある。

　日本語は場面からそれとわかることの多くを言わなくて済む言語である。たとえば聞き手にたいする疑問文では，特別の理由がないかぎり，いちいち「あなたは」というような二人称代名詞を用いないのがふつうである。その他の点でも日本語における省略の寛大さは驚くべきものがある。料理店での注文でも「わたしはざるそば」「ぼくはカツ丼」などと答えることができるほどである。これほど省略のはなはだしい文が許される言語もめずらしい。日本語は必要最小限の語彙を言えば足りる節約型の言語である（もちろん，語彙の節約は発話の場面による確実な支え（情報の補充）があることが前提である）。

(ii)　統語的特徴

　日本語の統語構造はあまりよくわかっていない。英語のような

言語では動詞と目的語で動詞句という一つのまとまりをつくっている。たとえば [John] [loves Mary] のごとくである。しかしこのような動詞句が日本語に存在するかどうかはまだはっきりとはわかっていない。もし日本語にも動詞句があるとすれば，「太郎は本を買った」というような文の統語構造は，概略，［太郎は］［本を買った］のようになるであろう。

　わからないところの多い日本語の統語構造であるが，動詞が文末に生ずる言語であるという特徴は明確である。未解決の問題があることを承知のうえで主語・目的語という用語を用いるならば，日本語の基本的な語順は，動詞が末尾に生ずる主語・目的語・動詞（SOV）である。ところが動詞は文末で固定しているものの，主語と目的語の語順が入れ替わることもある。たとえば「太郎は本を買った」と「(雑誌ではなく)本を太郎は買った」のごとくである。

　この場合，二つの語順はどういう関係になっているのであろうか。結論からいえば，二つの語順に直接的な関係はない。たとえば SOV の O が前置されて OSV の語順が生じたということを示す証拠はいまだ発見されていない。むしろ動詞が固定されているだけで，それより前の語順については SO と OS がはじめから用意されていると考えるべきものである。

　S と O のどちらが前に生ずるかは，文脈上どちらがより話題にのぼっている度合いが高いかによる。旧情報の度合いが高い要素ほど文頭に生ずる傾向にあるからである。ただし，通例，主語と目的語では主語のほうが旧情報を担う性質が強いので，SOV の語順が基本であるとしてよいと思われる。

(iii) 音韻上の特徴

日本語のアクセントは高低アクセントである。ここでいう高低とは絶対的な音階ではなく，直前あるいは直後のアクセントより高いか低いかである。

各言語にはアクセントのパタンがごく少数しかない。日本語の場合は，高（●），低（○），高低（●○），低高（○●），低高低（○●○）の五つのパタンがある。各パタンの例を筆者の方言から挙げてみることにする。

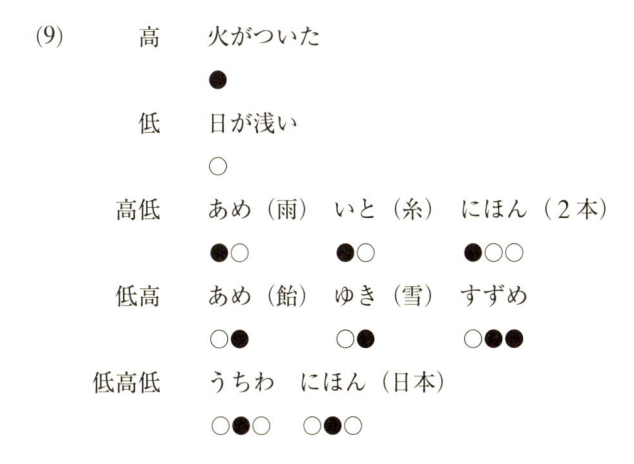

(9) 　　　高　　火がついた
　　　　　　　●

　　　　　低　　日が浅い
　　　　　　　○

　　　　　高低　あめ（雨）　いと（糸）　にほん（2本）
　　　　　　　●○　　　　●○　　　　●○○

　　　　　低高　あめ（飴）　ゆき（雪）　すずめ
　　　　　　　○●　　　　○●　　　　○●●

　　　　　低高低　うちわ　　にほん（日本）
　　　　　　　○●○　　○●○

京阪方言では次のような例となる。

(10) 　　　高　　あめ（飴）
　　　　　　　●●

　　　　　低　　かわ（皮）
　　　　　　　○○

高低　　かわ（川）　にほん（日本）
　　　　●○　　　　●○○

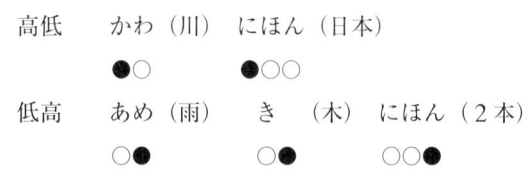

低高　　あめ（雨）　き　（木）　にほん（2本）
　　　　○●　　　　○●　　　　○○●

[「木」は，最初は低く入り，最後の〈い〉を引っ張り上げるような感じで「きぃ」と読む。関東の人は「紀伊國屋」をキノクニヤと読み，たいていの人は「伊」の字の存在を不思議に思う。しかし紀伊国とは「木の国」であるから，関西の人が読めば「キィノクニ」となるのである]

低高低　　あき　（秋）　カラス
　　　　　○●○　　　　○●○

[「秋」は，〈あ〉を低く入り，〈き〉でぐいっと高く上げて，最後の〈い〉ですとんと落とすような感じで「あきぃ」と読む]

京阪の方言では皮と川を区別しているから，次の二つの文は異なるアクセントパタンとなる（城生（1982: 81）を参照。ただし原著にあった助詞の「を」は筆者の判断で削除した）。

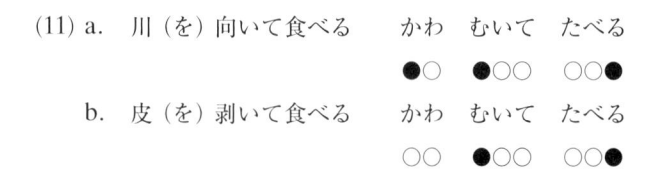

(11) a.　川（を）向いて食べる　　かわ　むいて　たべる
　　　　　　　　　　　　　　　　●○　　●○○　　○○●
　　b.　皮（を）剥いて食べる　　かわ　むいて　たべる
　　　　　　　　　　　　　　　　○○　　●○○　　○○●

また，単独で用いられた場合と，文中で用いられた場合では，アクセントのパタンが異なる方言もある。

(12)　福島，山形，水戸，福井，富山，久留米，宮崎など
　　　（単独）　あずき　　　あずき
　　　　　　　　○○○　　　●●●
　　　（文中）　あずき　　　あずき　　　あずき
　　　　　　　　●○○　　　○○●　　　○●○

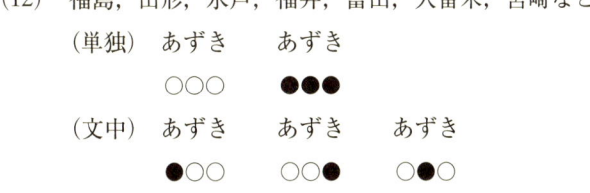

(iv)　文字に関する特徴

文字は便宜上次のように分けられる。

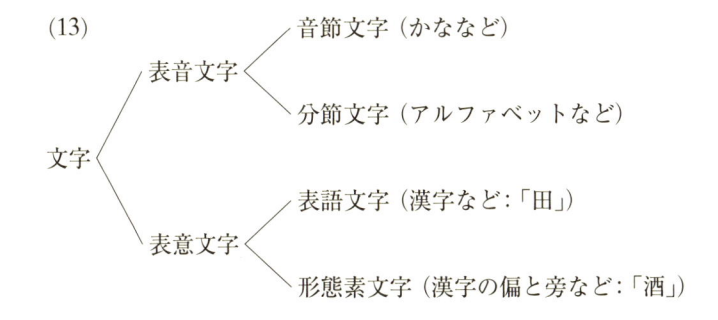

(13) 文字
- 表音文字
  - 音節文字（かななど）
  - 分節文字（アルファベットなど）
- 表意文字
  - 表語文字（漢字など：「田」）
  - 形態素文字（漢字の偏と旁など：「酒」）

　表音文字は発音を表すのを主な機能とする文字である。ただし，たとえば「は」「へ」「を」は単独で発音すれば [ha] [he] [wo] となるが，助詞として用いられた場合は [wa] [e] [o] と発音される。つまり，本来の音価からずれて発音されるのである。

　このように本来の音価からずれて発音される文字は，まさにその理由で，むしろ意味を表すことを主な機能とする文字に転ずるといってよい。「は」が [wa] と読まれる位置に生じた場合は，たんに音を表すだけではなく，特定の意味を担う助詞としての役割をも表すことになるのである。

　表語文字は一字で意味を直接伝える文字である。「田」は四角

く区切った耕作地の意で，単独の語として用いられるから表語文字に分類される。「酒」は水の意を表す部分と酵母が発酵している樽の意を表す部分から成り立っている。それぞれは単独では用いられないから，二つの束縛形態素から成り立っている文字ということになる。ただし，表意文字といえども，必ず発音されるから，表意文字は表音文字でもある。(13)の分類図が「便宜的」であるというのはこの理由による。

　日本語はかな文字と漢字を併用している。表音文字と表意文字の併用は語あるいは句の切れ目がわかりやすく，原則として，分かち書きの必要がない。次の二つの表記を見てみよう。

(14) a.　けさの新聞に言語聴覚士の国家試験のことが出ていました
　　 b.　けさの　新聞に　言語聴覚士の　国家試験の　ことが　出ていました

なにもせずとも語句の切れ目がわかるのに，さらにそれを分かち書きした(14b)のような表記は，かえって読みにくい。(14b)のような表記はいわば「余計なこと」をしているのである。

　では，もし，かな文字だけで書くとしたらどうなるであろうか。次の(15)の表記を見てみよう。

(15)　けさのしんぶんにげんごちょうかくしのこっかしけんのことがでていました

これはたいへん読みにくい。読みにくい原因は，語句の切れ目がわかりにくいことにある。一種類の文字だけで書く場合は，次の(16)のように，最低限，分かち書きしなければ用をなさない。

(16) けさの　しんぶんに　げんごちょうかくしの　こっか　しけんの　ことが　でていました

西洋の言語はアルファベットだけを用いているから、当然、分かち書きが必要になる。次の二つの表記を比べてみよう。

(17) a.　An article appeared in today's newspaper about the state examination of speech therapists.
   b.　Anarticleappearedintoday'snewspaperaboutthestateexaminationofspeechtherapists.

分かち書きをしない(17b)の表記がまったく用をなさないことは一目瞭然である。

要するに、文字は、語の視認性を向上させるような使われ方をして、はじめて適切な機能を果たすのである。

3　心理言語学

(i)　心理言語学とは

心理言語学 (psycholinguistics) は、言語理論のめざましい発展に伴って1960年代から登場した新しい学問分野で、言語理論の知見を存分に活用しながら、言語という認知能力の窓をとおして、ヒトの認知能力の本質に迫ることを目標としている。

(ii)　言語の機能と分化

なぜヒトには言語があるのか。この問いに答えることは一般の知識人が考えているよりはるかにむずかしい。それは、なぜキリ

ンの首は長いのかという問いに答えることがむずかしいのと同じである。

　言語はコミュニケーションの道具であると考える向きもある。その場合，言語を数あるコミュニケーションの道具の一つとして相対化しているというより，むしろ，「最適の」コミュニケーションの道具として絶対化しているようである。しかし，コミュニケーションの道具は言語に限らない。こちらの意図を伝えるのであれば，相手を殴るとか，相手を抱擁するとかといった身体行動でも可能である。そのような行動によって伝えられる内容が，言語によって伝えられる内容に，その豊かさにおいて劣っているということはないであろう。

　言語＝コミュニケーション道具説をとる人々は，言語によるコミュニケーションが簡単に実現できるものであるかのごとく考えているふしがある。だが，たとえば，悲しみに打ち沈んでいる人になぐさめの手紙を書くことを考えてみてほしい。たいていの人は出だしの一句すら書き出すまでに長い時間を費やすのではないか。あの樋口一葉も日記に書いている。「唯（ただ）おしき処は学あさくして，とる筆つたなく，おもう半（なかば）をもうつすにかたければ，霞を隔てて遠山の花をおもうが如く手折（たおり）ていざといい難きぞ侘しき」（ただひたすら残念なところは，修行が足りず，思うことの半分も文章にできない。霞の向こうにある遠い山の花を思い描くようなもので，手で折ってさあこれですよと見せてあげることのできないじれったさ）。相手がどう思おうと，言いたいことだけ言って終わり，書きたいことだけ書いて終わり，表現のぞんざいさなどおかまいなし，というのであればともかく，そうではなくて，心を込めてことばを使うなら，これ

を実現するには相当の努力と時間が必要である。「コミュニケーション」ということばを安易に使ってほしくないものである。

しかし、こんな情緒的なことばかりを言い並べても、言語＝コミュニケーション道具説を信奉する人への反論にはなりにくい。そこで、切り口を変えて、言語それ自体にコミュニケーションを妨げる性質があることを指摘することにしよう。

言語には「自己埋め込み構造」(self-embedded structure) というコミュニケーション道具説にとって説明に困る構造がある。次の例を見てみることにしよう。

(18) a. 太郎は犯人をかくまった
 b. ［花子は［太郎が犯人をかくまった］と思っている］
 c. ［次郎は［花子が［太郎が犯人をかくまった］と思っている］と言った］
 d. ［三郎は［次郎が［花子が［太郎が犯人をかくまった］と思っている］と言った］ことを知っている］

自己埋め込み構造というのは、Aという範疇の要素を、それと同じ範疇Aの中に、左右に片寄ることなく埋め込んでつくられる構造をいう。(18)の諸例は「文」あるいは「節」と呼び慣わされている範疇を次々に埋め込んでいったものである。そのような構造の文は、たとえば(18b)の文であれば問題ないが、(18c)や(18d)のように自己埋め込みが2回以上繰り返されると、とたんに意味解釈がむずかしくなる。意味解釈がむずかしいからといって、文法的に逸脱しているわけではない。(18c)も(18d)も一つひとつの節ではSOVの語順をきちんと守っており、日本語の文法に違反しているところはないのである。ただ、なぜか、意

味がとれないだけである。

　つまり，言語は，その意味内容が理解できないような構造をつくりだすこともできるのである。それはすなわち，言語はコミュニケーションを阻害しようと思えばできる性質を内在させているということである。わたしたちがふだん言語を用いる場合は，使いやすい構造を選んで使っているにすぎないのである。

　では，わたしたちが言語を用いる場合というのは，基本的にどういう場合なのであろうか。すでに触れるところがあったが，言語以外の手段によって伝えられる内容が，言語によって伝えられる内容に，その豊かさにおいて本質的に劣っていることはないと思われる。しかし，内容の正確さという点では言語にまさるものはない。わたしたちが言語を用いる場合というのは，通例，きめ細かく思考の形を整えるためである。詩人のW・H・オーデンは言う。「言葉にしてみるまでは，自分が何を言おうとしているか，その端々まではしかとはわからない」(We do not know exactly what we are going to say until we have said it. — "Words and the Word")。そういう点からすれば，言語の機能は第一に思考を明確にすることにあるということになるであろう。

　それならば，どうして言語が 8,000 前後も存在しているのであろうか。その理由はよくわからない。ただ，これほど言語の数が多いということは，言語には国境があるということである。英語を知らない日本語話者と日本語を知らない英語話者の間には，言語によるコミュニケーションは成り立たない。言語によるコミュニケーションが成り立つのは，同一言語の話者同士という狭い範囲に限られるのである。つまり，言語を使うということは，思考を明確にする一方で，コミュニケーションの範囲を狭める結果に

もなるということなのである。言語使用にこのような側面があることはもっと注意してよいことである。

(iii) 言語と思考

　言語の機能は思考の明確化にある。そこですぐ問題になるのは，言語によって明確にされる思考の中身である。どんな思考も言語がなければ明確にならないのであろうか。たとえば数の思考，つまり計算はどうであろうか。計算は言語を必要としているのだろうか。おそらく必要としていないのではないかと思われる。そうすると，言語によって明確になりやすい思考と，そうでない思考が，あるということになる。犯人の顔を言語表現だけで伝えることは，まず不可能であろう。靴ひもの結び方を言語表現だけで伝えるのも不可能であろう。

　もちろん，本来言語によって明確化しやすい思考内容であっても，言語の運用に重篤な障害があれば，その明確化にも重篤な障害が出ることは避けられない。言語の運用に障害があるというのは，ごく簡単に言えば，ことばを選んで使うということができにくい状態にあることである。ウエルニッケ失語症患者が精神障害者や痴呆患者として誤診されることがあるというのも，ことば数が多いのに，どういうことを言いたいのか，その思考の姿が捉えにくいからである。

　すべての思考が言語で明確化され表現されるわけではない。また言語によって明確化され表現された内容が思考のすべてではない。言語と思考は密接に関係しているけれども，本来は別の実体である。それを示す貴重な臨床報告がいくつかある。一例としてIQが40台前半で思考や認識に問題がありながら，驚くほど言語

発達が良好な人の例を挙げてみることにしよう。

それはローラ（Laura）という女性の事例である（cf. Yamada (1990)）。ローラは 10 台半ばで検査を受けたとき，知能指数が 40 台前半で重度の知的障害者であった。ところが，小さいころから言語の運用が早熟で，二歳で複文を使いはじめ，三歳で関係詞節を使うようになっている。日常生活では，複雑な統語構造を駆使し，長い文もなんなく発話し，多弁である。さらにむずかしい語彙も使い，論理関係を言語表現で表すことができ，誤文も認識する。

しかしローラが健常児とちがうところもある。まず，場面や文脈に適合しない発話をすることが多い。また，長い文を（自分では発するのに）聞いて理解することに問題があり，計算が苦手で，アナログ時計が読めず，（数字を順番に言うことはできるのに）自分の年齢が正しく言えず，「悲しい」とは言えるが悲しそうな顔つきをしない，というのである。

これらの報告事項の中で，複雑な統語構造を駆使することと，文法的に誤った文をおかしいと認識することができるという点が，とくに重要である。つまり，ローラは言語（英語）を正常に獲得しているということを証明しているのである。

ところが，その一方で，場面や文脈に適合しない発話をすることが多いという報告がある。これは，語用論的能力が高くないということである。語用論的能力は総合的判断能力であるから，相応の思考能力を必要とする。言語は正常に獲得されている。しかしそれを適切に運用する能力が十分ではない。要するに，ローラの症状は，言語が一般的な知能や思考とは独立して獲得されることを示しており，そのかぎりにおいて，言語と思考は別の実体で

(iv) 言語獲得理論と言語教育

子どもがどのようにして言語を獲得するかに関して，真に「理論」と呼びうるものは，まだ，ない。せいぜい，言語を獲得する専用の能力があるとか，矯正などネガティブなデータが子どもに与えられても，子どもはそのようなデータを参考にしないとか，音声が言語の獲得を促す唯一の誘因であるわけではないとか，言語の獲得が知能の高低とは独立して実現する，といった経験的事実があるだけである。

それでも，言語獲得の大枠を決める基本的な事実はいくつか明らかになっている。これは第2章で取り上げた話題であるが，すべての議論の出発点であるから，一部簡素化し，一部補足する形で，再度取り上げることにする。

(19) ① ヒトという種に特有で一様である
② 訓練が不要である
③ 一定の年齢までに完成する（らしい）
④ 質・量ともに限られた資料にもとづいて完成する
⑤ 本質的な点で個人差がない

まず①について。言語獲得はヒトという種にのみ発生し他種には発生しない。そしてヒトという種に属する個体は，脳に重篤な障害がないかぎり，だれでも言語を獲得する。チンパンジーが人間の言語を獲得したと受け取られるような主張もあるが，それは抜群の走り幅跳びの能力を持つ選手を持ち出して，人間も空を飛ぶことができると主張するようなものであり，考慮に値しない。

②について。子どもは成長の過程でさらされる言語データを参考にしながら言語知識の総体をつくりあげていく。そこには意図的な「教育」と「学習」(これを訓練と呼ぼう) は介在しない。言語の獲得は,「起こる」ことであって,「する」ことではない。栄養が与えられれば四肢が成長するように,言語も脳の中で成長(grow) するものである。最近では「言語の獲得」(language acquisition) という言い方のほかに,「言語の成長」(language growth) という言い方もされるようになっている。ただし,本章では,便宜上,言語獲得という言い方を使い続ける。

③について。言語獲得がいつ完成するかについては,獲得される「言語」の定義によって異なる。従来はこのような定義なしに,経験的な印象から,言語の大枠はおよそ六歳前後までに獲得されるといわれている。それまでに言語データにさらされていないと,言語の獲得は不可能になるというのである。

六歳前後というと,大脳皮質の神経細胞を連接するシナプスの密度がもっとも高い時期の限界とほぼ一致するから,神経細胞のネットワークがもっとも活性化している時期に言語の獲得が終わるというのもうなずける。ただし,六歳前後というのを実験によって確かめることは倫理上の理由でできない。

ところが一つの不幸な事件が思わぬ証拠を与えてくれた。それはジーニー (Genie) (仮名) という女の子の事件である。ジーニーは生後 20 か月で自宅の一室に閉じこめられ, 13 歳で保護されるまで,食事が与えられるだけで,ことばらしいことばもかけられずに育った。父親が性格異常者であったのだ。この父親は裁判の当日自殺した。保護されてからジーニーの社会復帰の訓練が始まった。その一貫として言語教育が施された。そして言語獲得

の進展度が詳細に記録された (cf. Curtiss (1977))。その結果の概略は次のとおりである。

(20) a. 語彙は相当数おぼえることができた。
 b. 色，数，形，大きさ，包含関係，などの意味理解ができるようになった。
 c. その場にいない人の話とか，予定されていることなども発話することができるようになった。
 d. 問いかけにほぼ正しく応答できるようになった。
 e. しかし，発話自体は単語を並べただけで，単語の配置図である統語構造の存在を明示する性質（たとえば関係詞節，代名詞，接続詞など）はほとんどない。

つまり，相当長期に渡る言語訓練の結果，語彙は増えたが統語構造はきわめて貧弱にしか発達しなかったというのである。この報告は，語彙と統語構造の獲得のされ方が異なることを示していると考えられる。語彙は年齢に関係なく増え続けるが，統語構造は一定の年齢を超えると獲得がむずかしくなるということである。六歳前後という特定の年齢を直接指し示しているわけではないけれども，従来の経験的な印象から推測された「臨界期」は，統語構造の獲得に関してはどうやら存在することを示唆している。

ところがここですぐ思い浮かぶ疑問がある。統語構造の知識が不十分にしか獲得できなかったのに，なぜ，ジーニーは問いかけにほぼ正しく応答することができたのであろうか。それは，ジーニーに知的障害がなかったからである。つまり，語用論的能力を発揮して適切な状況判断ができたからであると考えられる。

④について。言語獲得期の子どもは必ずしも良質の言語データに大量に接しているとはかぎらない。文法的な誤りが含まれているデータもあるし，きちんとした文の形になっていないデータもある。またパプア・ニューギニアのカルーリ族のように，生後数年間はほとんど子どもに話しかけないことを慣習とする民族もあるし，中流階層のアメリカ人母親のようにやたらと話しかける民族もある。だからといって，民族によってあるいは家庭によって子どもの言語獲得に差が生ずるということはない。言語は最低限の栄養（言語データ）が与えられていれば，どの子どもの頭の中でも自然に成長するものである。

⑤について。獲得した言語知識（文法）に本質的な点で個人差はない。このことは①〜④の事実の当然の帰結である。たとえば脳性麻痺の子どもでも言語獲得に支障はない（cf. Piattelli-Palmarini (ed.) (1980: 140-141, 170-171)）。視覚障害児でさえ，「見る」(look) と「見える」(see) という視覚語を，それぞれの意味と統語構造の違いを含めて，難なく習得することができる。さらにまた視覚障害児は（色彩それ自体はわからないのに）色彩語の使い方を正しく習得する。たとえば「運動会は赤い」などという文を提示すると，「運動会に色はないよ。運動会はするものだよ」と答えることができる。そういえば，ヘレン・ケラーも，宝石名をちりばめた色鮮やかな詩を書いていたことが思い出される（cf. Keller (n.d.)）。

これらは，獲得される言語知識の総体が過去に与えられた言語データを質的に上回っていることを示しているのみならず，身体障害が言語獲得の妨げにならないということをも示しているのである。

(v) 読み書き能力と認識

　音声は言語知識の断片を外在化させるための媒体の一つである。文字もまた媒体の一つである。一方は聴覚に依存し，他方は視覚に依存する。聴覚と視覚は性質を異にする。したがって，音声言語と文字言語のどちらが言語にとって本来的・本質的な姿であるかという議論は無意味である。

　たしかに，文字は一定の成熟度に達した文明の産物であるから，時間的な発生順序からすれば，音声が先で文字が後ということになる。しかし出現の順序とものの本質との間にはとりたてて重要な連関はない。

　文字と音声の間には，一方が他方に従属するというような見方をはるかに越える決定的なちがいがある。一例を挙げると，たとえば，どんなに早口の人であっても，わたしたちがふつうに黙読する速さにはかなわないという事実がある。活字を目で追う速さは一般に想像されるよりはるかに高速である。活字を目で追う速さで話すことは不可能に近い。逆に，非常に早口で話をしている人のことばでも，それを目で追うと比較的ゆっくりした黙読になる。その速度比は最大で3倍にもなる。文字はそれだけ単位あたりの情報伝達量が大きいということである。

　単位あたりの情報量が大きいということは，それだけことばを選ぶことに慎重にならざるをえないということにつながる。だれにも経験のあることだと思われるが，文章を書くとき，なにゆえ書き出しの一句にあれほど苦心するのであろうか。それは候補に上がっては捨てられるに至る選択肢が多いからであろう。換言すれば，文字は密度の高い思考を誘うということである。思考の明確化および伝達の正確さという点に関していえば，「文字言語」

はきわめて優秀であるといえる。

(vi)　音声の知覚と認知

　ヒトの知覚はおしなべてゲシュタルト的である。物理的にはなだらかに連続しているものであっても，知覚上は一定の枠をはめてグループ分けする。とくに言語音の場合は一音節が 330 ms より速い速度（これが通常の速度である）で発せられていれば，語や句のまとまりをよく認知し，意味解釈も敏速である。しかし一音節が 450 ms より遅い速度で発せられた場合は，一つひとつの音声を細かい性質まで拾う分析的な知覚となり，かえって聞き手が疲労する。言語音はゆっくりていねいに発すれば意味が取りやすいというものではないのである (cf. 河野 (2001))。

　ただし，450 ms より遅い速度で発しても，句ごとに休止を挟むと聞き取りやすくなる。それにたいして，語の後に休止を入れても聞き取りやすさは向上しない。次の二つの文をゆっくり読み上げて比較されたい。

(21) a.　山の―上に―月が―出た
　　 b.　山―の―上―に―月―が―出た

語より句のあとに休止を入れて，一定の文法関係が認知される音節のかたまりを優先させた (21a) のほうが，意味理解が容易であろう。

　これは，通常の言語生活においては，意味解釈に貢献する言語音の最小聴解単位が句であることを示している。言語音は一音節が単独で用いられることはなく，いくら単独音がそれ自体で聞き取れたとしても，通常の言語生活においては意味はない。一定の

意味のまとまりと一定の文法関係を一括して取りそろえた音節のかたまりが、日常生活における言語音の機能単位である。そして、このことは、言語音の知覚と認知においても、文法の情報が必要であることを示している。

(vii) 文章の理解，談話

いずれの文も独自の言語的意味をもつ。だから相互に関係のない内容の文を延々とつなげるということも，原理的には，可能である。しかし，実生活においては，そのような支離滅裂な文の連続体がつくられることはほとんどない。任意の文は，通例，直前の文の意味内容の一部を引き継ぐかたちで用いられるからである。

そのような内容の引き継ぎを適切に行うことを可能にしているのは，「首尾一貫性」(coherence) と呼ばれる原則である (cf. 安井 (1978))。首尾一貫性の原則とは，はじめに定めた路線は最後まで守りなさい，途中でやたらにポイントの切り替えをしてはいけません，という主旨の原則である。

次の (22) の 4 コマ漫画を見てみよう。

(22)

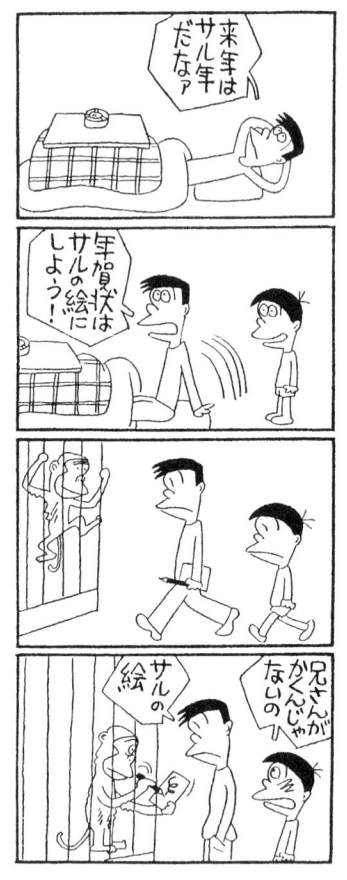

(読売新聞,昭和54年10月17日夕刊から転載)

「サルの絵」という表現には本来「サルを描いた絵」と「サルが描いた絵」の二つの解釈がある。ところが,この物語は干支と年賀状の話題で始まっている。そのような出始めの話題と首尾一貫する解釈は「サルを描いた絵」のほうである。この時点で読者は

もう一方の解釈が本来は存在していたこと，そしてそれが捨てられてしまったことに気づかない。首尾一貫性の原則は，これに違反した解釈を排除していることすら読者に気づかせないほど拘束力が強いのである。そして最後のオチである。ここに至って読者は消されていた解釈を知る。

もちろん枠組みの限定不足で，二つの解釈のうちどちらが意図されたものであるか判断に迷う場合もある。しかし，それでも首尾一貫性の原則は守られているのである。どちらの解釈でも文脈と首尾一貫しているからこそ，迷うのである。

164ページで少し触れるところのあった語用論的解釈も，言語的意味と発話の場面とが一定の幅でずれている場合に，そのずれを埋めるようなもう一本の道筋を見つけることで首尾一貫させようとするのが，その本質である。

(viii) 言語障害へのアプローチ

「言語障害」という用語は文字どおり解釈すれば「言語の障害」，つまり「言語知識そのものの障害」ということになるが，それでよいであろうか。たとえば音声言語の運用に障害があっても文字言語の運用に障害がないという患者がいた場合，それは言語知識の運用面に障害があるのであって，運用される言語知識そのものに障害があるわけではないと判定すべきものであろう。「音声言語の運用面の障害」を，その意味するところを明示せずに，たんに「言語障害」と言ったりしていないだろうか。

「文法障害」という言い方を聞いたことがある。なんのためらいもなく使われていたので，詳しく症状を聞いてみると，助詞や助動詞などがうまく使えない症状だという。助詞や助動詞を「文

法的機能要素」と呼ぶこともあるから，端折って「文法障害」と言ったのかもしれない。

しかし「文法的機能要素」とは，名詞や動詞などの主要範疇 (major categories) とはちがって，いわば「つなぎ」の役割を担う要素というつもりで付けられた名称であったのであり，文法の構成に直接関与する要素という意味ではない。最近では「機能語」(function words) ともいわれる。そのような要素の運用に障害がある症状を「文法障害」と言うと，あたかも文法それ自体に障害があるかのように解釈されるのがふつうであろう。

文法の中核は統語構造である。統語構造なくして文法は成り立たない。語彙も統語構造の上に配置されてはじめて機能が付与される。だから，たとえば，「わたしに」と言うべきところを「にわたし」というように，名詞と前・後置詞の語順を恒常的にまちがえるとか，「走り続ける」と言うべきところを「続ける走り」というように動詞と助動詞の語順を恒常的にまちがえるといった，統語構造の根幹にかかわる誤りを犯すような失語症患者があった場合は，「統語障害」あるいは意味を拡大して「文法障害」があるといえるかもしれない。

しかし，そうではなくて，語順などは正常で，助詞，前置詞，助動詞といった要素の選択をまちがえるとかそのような要素を脱落させるというのであれば，それは語彙のレベルの問題であると考えるべきものである。

参考文献

Chomsky, N. (1986) *Knowledge of Language: Its Nature, Origin, and Use*, Praeger, New York.

Curtis, S. (1977) *Genie*, Academic Press, New York.

デカルト，R. (1637)『方法序説』(谷川多佳子訳) 岩波書店，東京.

日高敏隆 (1976)『動物はなぜ動物になったか』玉川大学出版部，東京.

日高敏隆 (1980)「動物の行動におけるア・プリオリ的なもの」『哲學』第30号，29-36.

Greenberg, J. H. (1963) "Some Universals of Grammar with Particular Reference to the Order of Meaningful Elements," *Universals of Language*, ed. by J. H. Greenberg, 58-90, MIT Press, Cambridge, MA.

Grodzinsky, Y. (1990) *Theoretical Perspectives on Language Deficits*, MIT Press, Cambridge, MA.

Huttenlocher, P. R. (1979) "Synaptic Density in Human Frontal Cortex-Developmental Changes and Effects of Aging," *Brain Research* 163, 195-205.

岩田 誠 (1996)『脳とことば』共立出版，東京.

Jackobson, R. (1968) *Child Language, Aphasia, and Phonological Universals*, Mouton, The Hague.

城生佰太郎 (1982)『音声学』アポロン音楽工業，東京.

神尾昭雄 (1978)「文法の習得と母親語の研究」『日本聴能言語士協会会報』第9号，16-20.

神尾昭雄 (1979)「失語症患者の統語能力の障害」『失語症とその治療』笹沼澄子(編)，79-138，大修館書店，東京.

Kayne, R. S. (1995) *The Antisymmetry of Syntax*, MIT Press, Cambridge, MA.

Keller, H. (n.d.) "The Song of the Stone Wall" (http://www.

afb.org/)

河野守夫 (2001)『音声言語の認識と生成のメカニズム』金星堂, 東京.

久保田正人 (1991)「失語症――統合力の低下した言語運用」『現代英語学の歩み』安井稔博士古稀記念論文集編集委員会(編), 491-500, 開拓社, 東京.

Landau, B. L. and L. R. Gleitman (1985) *Language and Experience*, Harvard University Press, Cambridge, MA.

松沢哲郎 (1991a)『チンパンジーから見た世界』東京大学出版会, 東京.

松沢哲郎 (1991b)『チンパンジー・マインド』岩波書店, 東京.

Menn, L. (1990) "Agrammatism in English: Two Case Studies," *Agrammatic Aphasia: A Cross-Language Narrative Sourcebook*, ed. by L. Menn and L. K. Obler, 117-178, John Benjamins, Amsterdam.

行方昭夫 (2003)『英語のセンスを磨く』岩波書店, 東京.

日本高次脳機能障害学会(編著) (2003)『標準失語症検査 検査器具』新興医学出版社, 東京.

ピーターセン, マーク (1988)『日本人の英語』岩波書店, 東京.

Pick, A. (1913) *Die agrammatischen Sprachstörungen*, trans. by Jacon Brown, Charles C. Thomas, Springfield, IL.

Piettelli-Palmarini, M., ed. (1980) *Language and Learning: The Debate between Jean Piaget and Noam Chomsky*, Harvard University Press, Cambridge, MA.

斎藤武生 (1978)「言語における『満つれば欠くる』の道理」『言語文化研究レポート』(筑波大学言語文化研究会), 111-125.

Sasanuma, S., A. Kamio and M. Kubota (1990a) "Agrammatism in Japanese: Two Case Studies," *Agrammatic Aphasia: A Cross-Language Narrative Sourcebook*, ed. by L. Menn and L. K. Obler, 1225-1307, John Benjamins, Amsterdam.

Sasanuma, S., A. Kamio and M. Kubota (1990b) "Crossed Agrammatism in Japanese: A Case Study," *Agrammatic Aphasia: A Cross-Language Narrative Sourcebook*, ed. by L. Menn and L. K. Obler, 1309-1353, John Benjamins,

Amsterdam.

笹沼澄子・伊藤元信・綿森淑子・福迫陽子・物井寿子 (1978)『失語症の言語治療』医学書院, 東京.

笹沼澄子 (1979)「失語症入門」『失語症とその治療』笹沼澄子(編), 19-51, 大修館書店, 東京.

笹沼澄子(編) (1979)『失語症とその治療』(シリーズ「ことばの障害」第2巻), 大修館書店, 東京.

Stark, J. A. and W. U. Dressler (1990) "Agrammatism in German: Two Case Studies," *Agrammatic Aphasia: A Cross-Language Narrative Sourcebook*, ed. by L. Menn and L. K. Obler, 281-441, John Benjamins, Amsterdam.

玉井幸助 (1935=1981)『言葉と文』開拓社, 東京.

Yamada, J. E. (1990) *Laura*, MIT Press, Cambridge, MA.

山鳥　重 (1985)『神経心理学入門』医学書院, 東京.

山浦玄嗣 (1986)『ケセン語入門』共和印刷企画センター, 大船渡.

安井　泉 (1992)『音声学』(現代の英語学シリーズ2), 開拓社, 東京.

安井　稔 (1979)「質問の落とし穴」『言語生活』12月号.

安井　稔 (1978)『言外の意味』研究社, 東京.

吉川幸次郎 (1947)「描写の素材としての言語」『季刊文芸学』1号. [大山定一・吉川幸次郎 (1974)『洛中書問』(筑摩書房) に再録]

綿森淑子・原寛美(監修・指導) (1997a)『失語症――ブローカ失語とウェルニッケ失語』(やさしい神経学③), 三輪書店, 東京.

綿森淑子・原寛美(監修・指導) (1997b)『失語症――さまざまな臨床像』(やさしい神経学④), 三輪書店, 東京.

索　引

1. 日本語はあいうえお順で，英語で始まるものは最後に一括してある。
2. 数字はページ数を示す。

事　項

[あ行]

「あいうえお」
　「あいうえお」の並び方　165, 168
意味
　言語的意味　164-165, 189
　語用論的意味　164-165, 189
音声至上主義
　音声至上主義の誤り　89

[か行]

「が」(助詞) → 「は」と「が」
「外国語」
　「外国語」の定義　13
かなづかい (「つづり字」も参照)
　現代かなづかい　91, 99-100, 104-105, 107-108
　歴史かなづかい　93, 98, 100, 104-105, 107-108

擬声語・擬態語　169
紀伊國屋
　紀伊國屋の「伊」の字　172
基本三母音　166
形態素　160, 162-163, 168, 173-174
言語
　言語で表現できるものとできないもの　40
　言語という言葉の意味　3
　言語と計算　179
　言語と思考　179-180
　言語と知能　180
　言語と文法　44-45
　言語の獲得は「起こる」こと，「する」ことにあらず　17, 182
　言語の機能　178-179
　言語の国境　178
　言語の「成長」　27, 182
　言語の多様性　28
　言語の抽象性　2
　言語の定義　36, 160, 182

言語はコミュニケーションの道
　具として最適か　3, 176
言語はコミュニケーションの範
　囲を狭める　178
言語学
　言語学の限界　6
言語習得
　カルーリ族の言語習得　184
　言語習得と後天的学習　25
　言語習得の自動性　48
　言語習得の臨界期　12-16, 27
　視覚障害児の言語習得　15, 26,
　　184
　直接的な経験を経ない言語習得
　　164
　身体障害と言語習得　26, 184
　脳性麻痺児の言語習得　15, 184
　「野生児」の言語習得　26
言語障害　4-5, 116, 189
言語知識
　言語知識の自律性　13
　二種類の言語知識　28
膠着語　168
語順
　語順の相関関係　32-33
語用論的能力　180, 183

[さ行]

死
　能力としての「死」　23
自己埋め込み構造　177
失語症　　5, 110-115, 119, 123,
　140, 155-157, 179, 190

　ウェルニッケ失語　179
　落ちない助詞　123-125
　失語症と統合力の低下　111-
　　112, 155
　失語症患者における「は」と
　　「が」　76-77
　ストラテジーとしての失語症
　　112, 114, 119, 154
　動詞の脱落　149, 152
　ブローカ失語　122
失文法　110, 114, 118-119, 121-
　122, 124, 126, 134-135, 139,
　145-146, 148-149, 152-157
　交叉性失文法　135
シナプス　13, 14, 182
首尾一貫性の原理　187
主要部　　114, 126-134, 138-148,
　153, 163
　主要部先行型の言語と主要部後
　　行型の言語　132-134
　主要部と旧情報　114, 142-145,
　　148, 153
　主要部と属格　138, 140-142
　主要部の語順　163
情報構造
　気仙方言における「はぁ」「うん
　　つぇ」の情報構造　80-81
　属格表現の情報構造　64
　「はい」「いいえ」の情報構造
　　78-80
　否定文の情報構造　81-87
　古い情報とwh疑問文　66
声帯
　声帯のはたらき　89

早期英語教育　51-54

[た行]

退行の仮説　155-157
直立二足歩行　22
チンパンジー
　チンパンジーの記号操作　10, 181
つづり字（「かなづかい」も参照）
　つづり字と高齢者の書記能力検査　108
　つづり字改革　108

[な行]

二か国語話者　49-50
日本語
　場面密着型の言語　169

[は行]

「は」と「が」　67-77
　「は」と「が」の作用域　71
　「が」と「視点の広狭」　71-74
　失語症患者における「は」と「が」の「誤用」　74, 76
は行転呼　97
ハチドリの後退飛行　20-22
文法障害　189-190
母音
　母音の共鳴振動数　165, 167
母国語と外国語　50-51

[ま行]

麻痺性の構音障害　5
文字
　文字と思考　185
　文字と読み方のずれ　92-93, 100, 106-107
　文字の情報伝達量　185
　黙読の速さ　90, 185
　分かち書き　174-175

[ら行]

臨界期　12-17, 27, 48, 183
　さえずり習得の臨界期　23-24
　臨界期と剥奪実験　24-25
　臨界期と外国語　13, 27, 48
　臨界期は統語構造の習得にあてはまる　183

A whale is no more a fish than a horse is. の解釈　16, 85-87
Are you a boy? の解釈　53-54

人　名

石井拓磨　22
伊藤元信　150
岩田　誠　111
神尾昭雄　12, 111-112
河野守夫　186
久保田正人　112, 121

斎藤武生　86
笹沼澄子　111-112
城生佰太郎　172
玉井幸助　66
中谷康弘　21
行方行夫　54
原　寛美　111
樋口一葉　176
日高敏隆　24-25, 27
福迫陽子　152
松沢哲郎　11
物井寿子　152
安井　泉　89
安井　稔　62-63, 187
山浦玄嗣　80
山鳥　重　111
吉川幸次郎　169
綿森淑子　111, 150

Auden, W. H.　178
Chomsky, N.　27

Curtis, S.　13, 183
Descartes（デカルト）　43-44
Dressler, W. U.　116
Genie　182
Gleitman, L. R.　26
Greenberg, J. H.　45, 130
Grodzinsky, Y.　119, 120, 156
Huttenlocher, P. R.　14
Jackobson, R.　155-156
Kayne, R. S.　134
Keller, H.（ヘレン・ケラー）　184
Landau, B. L.　26
Laura　180
Menn, L.　148
Pick, A.　114, 118-119
Piettelli-Palmarini, M.　15, 184
Petersen, M.（マーク・ピーターセン）　130
Stark, J. A.　116
Yamada, J.　13, 180

初 出 一 覧

(いずれも本書に収録するにあたって改訂した)

第1章, 第2章, 第3章, 第4章:「言語論」『言語文化論叢』第1号 (千葉大学, 1995年3月)
第5章, 第6章:「言語, 認知, 文字」『千葉大学教養部研究報告』A-26 (千葉大学, 1993年12月)
第7章:「失文法における主要部脱落の意味」『言語文化論叢』第6号 (千葉大学, 1999年12月)
第8章:「言語学」『言語聴覚障害学——基礎・臨床』石合純夫編著 (新興医学出版社, 2001年9月)

久保田 正人（くぼた まさひと）

1952年横浜市に生まれる。筑波大学大学院博士課程（文芸・言語研究科）中退。千葉大学外国語センター長などを歴任，現在，千葉大学教授。

主な著書・論文：「主語の決定について」『現代の英語学』（開拓社，1981），"The New Orthography as a Variant of the Conventional Orthography," *English Linguistics Today* (開拓社，1985)，『現代英語の諸相』（共著，オセアニア出版，1987），「why to VP は容認可能である」『英文學研究』（日本英文學会，1989），"Agrammatism in Japanese: Two Case Studies,"（共著）in *Agrammatic Aphasia: A Cross-Language Narrative Sourcebook* (John Benjamins, 1990)，「日本手話と日本語」（共著）『言語文化論叢』（千葉大学，2002），『英語学点描』（開拓社，2013），その他がある。

ことばは壊れない
——失語症の言語学——

〈開拓社 言語・文化選書4〉

2007年10月25日　第1版第1刷発行
2017年 3月25日　　　　第2刷発行

著作者　　久保田正人
発行者　　武 村 哲 司
印刷所　　日之出印刷株式会社

発行所　　株式会社　開 拓 社

〒113-0023 東京都文京区向丘1-5-2
電話（03）5842-8900（代表）
振替 00160-8-39587
http://www.kaitakusha.co.jp

© 2007 Masahito Kubota　　　　ISBN978-4-7589-2504-4 C1380

JCOPY　〈(社)出版者著作権管理機構　委託出版物〉

本書の無断複写は著作権法上での例外を除き禁じられています。複写される場合は，そのつど事前に，(社)出版者著作権管理機構（電話 03-3513-6969, FAX 03-3513-6979, e-mail: info@jcopy.or.jp）の許諾を得てください。